女科切要

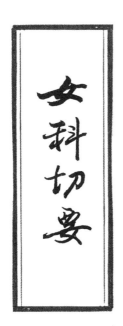

女科切要序

至聖狀仁之體曰欲立立人欲達達人甚哉仁之可隨地自盡而力所能為者正無限量也余自幼以来念施濟之難而軒岐要典與孔孟遺經並究令閱數

十年矣凡見聞所及或抱奇疾或受藥誤苟承專諉往往反危為安而於女科尤多焉邇者梅里　本立吳公痢症滙參一書刊竣後復以女科切要數卷示余謂此亦平時所纂輯者也其

為我酌定之余展讀一過深歎吴公用功者深而救世之心益、切也夫女科不少成書而宋元以前者未免失之畧自明以來者又或卷帙浩繁令人望洋而嘆茲切要所載其約而達簡而

精者乎爰稍為芟潤加以評騭勸之付梓用以傳世即用以濟世雖無事愽施而立達之所及者豈有涯哉

旹

乾隆癸巳良月吉日之上澣

同里王式金聲谷氏拜撰

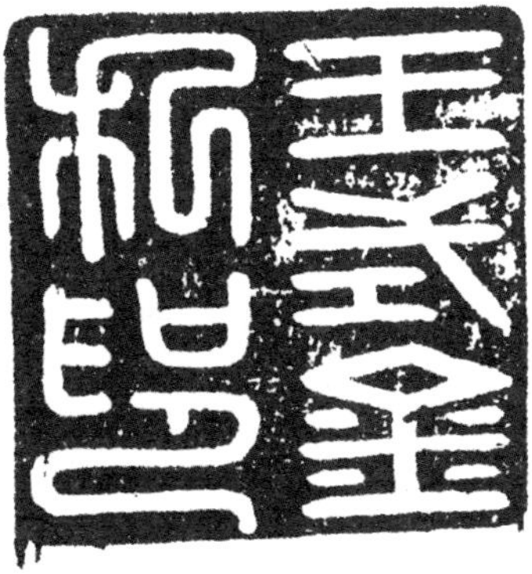

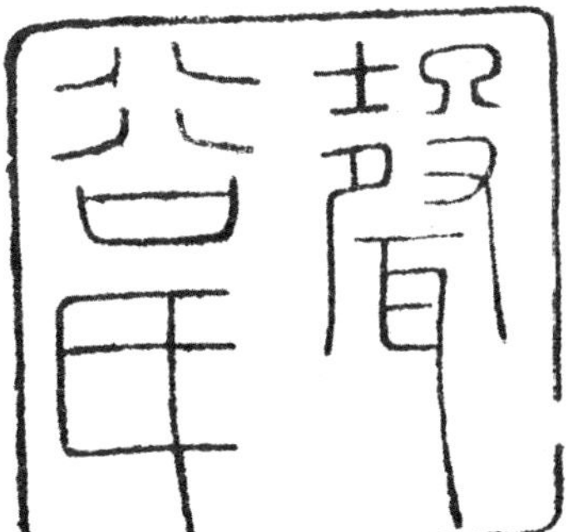

女科切要自序

古云寧醫十男子莫醫一婦人誠以女病倍於男子而更多不可名言隱也其居富貴之地者更面藏帳幃臂蓋綺紈醫者望聞既難切脉亦無從仔細故女科益難從事焉余幼殫

精舉業亦究心岐黃緣歷試不遇遂以方藥應世數十年来窮源竟委上採前賢之著述旁錄時人之議論成痢症滙參一書既為四方君子稱許勸授梓人繼復念女病難醫即平日所輯前哲要語分門別類彙

為一帙顏曰女科切要質諸二三同志具云語簡而明此書一出將臨症者俱可唾手取驗而至難醫者從此不難亟當傳世以為普濟之資因不揣固陋勉付剞劂云

旹

乾隆癸巳小春梅溪吴道源题年七十有五

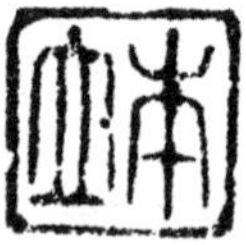

女科切要目錄

卷五

卷七

女科切要卷之一

海虞吳道源本立纂輯
王式金聲谷評定
同里劉文思庭輝參訂

調經門

經閉爲女人病者蓋因女子以血爲主也使其經脈調和往來有準有以應水道潮汐之期舊血既盡新血復生有以合造化盈虧之數則周身百脈無不融

經閉緣由殊非一致先舉其端繼詳治法令人展卷了然

液而和暢夫何病之有設或閉焉則新血滯而不流舊血凝而日積諸病叢生凡血癖血風與夫熱入血室之證多自此而始矣然要其經閉之由必有所因或月事適至之時因渴飲水并食生冷之物及坐冷水中洗浴寒氣內入血即凝滯遂令經閉又或因墮胎多產而傷其血或因久患潮熱而銷其血或因久發盜汗而耗其血或脾胃不和飲食減少而不能生血凡此類皆能令人經閉其肥白婦人經閉而不通

者必是濕痰與脂膜壅塞之故也宜以枳實爲君佐以蒼朮半夏香附烏藥厚朴牛膝桃仁之類則濕痰去而脂膜開其經自通矣黑瘦之婦經閉者血枯氣滯也治宜補血理氣君以歸身白芍人參廣皮香附之類或因墮胎多產而傷其血或久患潮熱而銷其血者不可用行血之劑宜以四物爲主佐以木香香附厚朴甘草之類兼調其氣久而自通矣有因感暴怒而經閉者治宜開鬱活血君以鬱金佐以官桂香

暗經倒經外間有知者罕矣

附木香桃仁牛膝之類煮酒煎服或因食生冷而經閉者君以官桂佐以乾薑木香厚朴香附紅花歸尾之類因坐冷水而經閉者君以附子佐以官桂木香山查桃仁當歸乾薑川芎之類室女及笄而天癸不至而飲食如常者只是氣血未足人間往往有之必服藥療其雜病時至經自流通亦有年長大而經竟不來者仍能受孕名曰暗經每月至期必作腰痛此前人之所未發也有至期而經水不行上逆而嘔血

此名益母勝金丹余嘗用治倒經之症應手而愈

所謂不藥之藥也參列此處方是明醫徒講草根樹皮者終呆漢也

者名曰倒經治宜當歸大黃湯有室女經水既通而至期復又不來者必須視其有證無證驗其似疾非疾若面色不改飲食如常身無內熱名曰歇經非疾也乃血不足也若面黃肌瘦內熱是爲童癆診其肝脈弦出寸口上魚際非藥所能治也惣與之成婚則陰陽和自然經行而疾去矣否則十死八九亦有氣血不足者必面黃肌瘦常帶微熱雖歇幾年服藥亦可通之但不可用破血剛猛之藥如蝱虫山甲三棱

的當方法

理氣自是調經要著

丹皮散方有加減用

蓬术之類只宜用補血生血之藥以四物歸脾加減可也至寡婦尼姑經閉乃因有懷不遂法當開鬱而理其經爲妥

太凡婦人經閉氣不調和因而血不流轉故也故調經須以理氣爲先亦有血海虛寒小腹冷痛者是宜服大溫經湯有氣血虛損者外發潮熱頭痛昏重疲體倦怠五心煩熱心忡面赤口燥神焦腰背酸疼盜汗出者是也宜服丹皮散有氣血凝滯腹中結塊腰

此條調經已得治法之半矣

此條更得治法之全

脇肋疼者是也宜服通經六合湯或紅花當歸散以逐其瘀通其經絡也亦有胃氣不調者貌本壯實飲食漸減者是也蓋胃氣不調亦能令人經水不通當以異功散逍遥散之類間服一以消食健脾使飲食加而元氣復一以和其氣血使氣血調而經自行矣

凡婦人女子骨蒸潮熱痰嗽經水不行診其脈七八至視其骨肉消瘦必死之症不必用藥大抵男子與婦人同

四物湯

熟地　當歸　白芍　川芎　水煎服

歸脾湯

人參　白术土炒　棗仁　茯神　黃芪錢半　當歸

遠志一錢　木香　炙草五分　龍眼肉　薑棗煎服

大溫經湯

鹿茸　香附　沉香　白术　陳皮　熟地

當歸　白芍　川芎　茱萸　小茴　茯苓

元胡　人參　甘草

丹皮散

丹皮　肉桂　歸尾　元胡　牛膝　赤芍

三稜　蓬术　水煎服

通經六合湯

熟地　白芍　當歸　川芎　半夏　茯苓

益母　貝母　白术　知母　橘紅　水煎服

紅花當歸散

當歸　紅花　桃仁　元胡　川芎　小茴

鬱金　水煎服

如聖散　治崩漏不止

棕灰　薑灰　烏梅各五錢　水煎服

逍遥散　解鬱調經

當歸　白芍　茯苓　白术　甘草　柴胡

薄荷　丹皮　山梔

化氣丸

描婦性情 透宗語 要法 要法未有

大凡女子禀性偏執若欲治病先戒性急或因怒氣
或因憂鬱憂鬱生痰怒氣傷血或爲疼痛或爲淋疾
淋有五種變爲五色若欲無病經水要正月應乎天
水應乎地一月一來如期潮信懷孕安胎坐草理順
經或不准前後當訊參前屬熱落後屬寒熱當清涼
寒宜助溫血熱血虛或清或補有孕得疾先保其胎
次調其疾宜無後灾延及產後疇能救哉新產之後
醫法有餘先去惡露後當補虛補虛太早穢不能除

惡露不去而能用補者也

語語金針余嘗刊保產機要施送曾於書中痛切言之無知愚昧者每多以起早催逼誤事也切要中載此一條故

惡心氣喘瀉利汗珠此爲四惡扁鵲難醫症見一惡病亦難起小心醫治免死而已十月懷胎一朝坐草瓜熟蒂落慎勿起早無知婦女昏愚嫗老非理催逼反成煩惱叮嚀戒爾守此正道孕婦之脈堅强最妙細而微濡命恐難保新產之脈沉遲細小倘遇洪大其症必倒敗血衝心譫言亂道或笑或歌佛名神號痰犯心包同是狀貌敗血攻心始終煩惱龍齒參歸十神湯效痰犯心包昏而有覺重加芩連導痰湯較

仕之心微矣

産後調理之法宜知

小心治法

或夾疾病先慎風寒炙烤油膩萬勿加餐病久危困
先喻其難醫爲仁術細審病端子懸子冒子煩子癇
治各有條不容遺漏已經懷孕月水仍來血有餘也
名曰胎漏生子不實腹中有塊血氣之鬱溫血益氣
削除其積元氣若虛且從姑息虛弱之證自汗骨蒸
參芪胡連治之量情神仙妙術起死回生悉心體之
用無不靈

察於痛不痛之間而分別治之乃思過半矣

冷痛禁用寒凉瀉者先理脾胃真扼要之

經水先期而來

室女婦人經事先期而來其故有二有熱甚者有氣血多而傷血海者血熱者腹多不痛乃火也身必熱其色必紫其脈必洪宜凉血地黃湯虛熱者逍遙散或補中益氣加黃栢知母或四物加陳皮香附黃栢知母醋糊丸服如腹中冷痛禁用寒凉而用五積散若瀉者先理脾胃咳嗽者逍遙散加川貝若氣血多而傷血海者其腹必痛以補血行氣爲主亦愼用凉

論

肯堂此條明白詳暢眞女科之指南欲定調經方者不可不於此加意

藥宜歸附丸及藿香正氣散若婦人四十外月經或二三日一至者日久必成淋症王肯堂曰月事先期而來血熱必帶紫色或先或後血色淡而稠粘者痰也將來而先腰腹痛者血海空虛而氣不收攝也或止或來無定期者因氣不調故血亦隨之爲行止也或一月兩至或數日一至乃氣虛而血熱也或經年之後累數日而不能止者乃血海脫滑兼有火以動之也既止之後隔兩三日而復見微血者以舊血未

盖為渐生之血所催故不能容而復出也明理者觀之卽可以施治矣

經水過期之原委皆之歷歷而治法亦俱切中

經水過期而來

凡婦人女子月事過期而來其說有三有血虛者有血寒者有澀滯者血虛腹不痛身微熱然亦有腹痛者乃空痛也宜服生氣補血之藥八物湯加香附血寒者歸附丸以脈辨之若浮大而無力微濡芤細皆虛也沉遲弦緊皆寒也王肯堂云經水過期而至血虛也其色必淡治宜補血為主以四物加香附艾葉五味麥冬之類倍加當歸熟地血淡而稠粘者以化

亦有肝脾兩經虛而不能藏血統血者宜用按脉審詳而治之不定以凉血爲主也

痰爲主二陳湯加香附生薑砂仁如經水將來而腰腹痛者以行氣爲主宜君以木香佐以枳殼香附同四物煎服如經水止而復腰腹痛者以補血爲主君以熟地佐以歸芍參术芎苓香附陳皮甘草之類或一月兩至數日一至者以補血凉血爲主宜八物湯加黄連山梔龜版炒蒲黄之類或止或來無定期者以調氣爲主君以香附佐以陳皮烏藥砂仁艾葉之類與四物同煎服經水數日不止者以凉血爲主君

世鮮明醫不服藥亦是一法也

以炒黑山梔佐以炒蒲黃地榆炭牡蠣側柏香附之類經正後過二三四月復見微血者以四物湯爲主加香附陳皮甘草之類煎服然此不足爲病卽不服藥亦無害也

八物湯

熟地　白芍　川芎　當歸　白术　人參

廣皮　半夏

五積散

白芷　陳皮　厚朴　當歸　蒼术　麻黄
川芎　白芍　官桂　桔梗　甘草　水煎服

二陳湯

半夏　茯苓　陳皮　甘草　水煎服

醋煎散

赤芍。烏梅　甘草　香附　三稜　蓬术
官桂　加醋半杯水煎血多加當歸紅花青皮

艾煎丸

白芍　熟地　艾葉　川芎　當歸　人參
石菖蒲　各等分爲末醋糊丸

歸附丸
當歸　附子

逍遥散　見調經

得用藥次第之法

經行腹痛

婦女經水將行小腹作痛者氣血澀滯也用四烏湯經行而腹痛者或屬虛寒然氣亦能作痛恐有血瘀氣滯不必驟補先用四物加陳皮香附次用八物湯加香附如瀉者先止其瀉而痛自止矣有每遇經行輒頭痛心忡飲食減少肌膚不潤澤者宜加減吳茱萸湯亦有衝任虛衰小腹有寒月水過期不能受孕者大溫經湯主之有經水過而作痛者血虛有寒也

痛經原非一種，此爲逐條推究，各示方法，臨症者可無觸發之患矣。

法當溫經養血。宜四物加桃仁、香附、肉桂。有經行著氣，心腹腰脇疼痛者，血瘀氣滯也。當順氣消瘀，青皮、歸、芍、桃仁、紅花、川芎、烏藥，水煎服。有經水過期而來作痛者，血虛有熱也。宜生血清熱，四物加桃仁、香附、丹皮、甘草、元胡。有經水行後而作痛者，氣血虛而空痛也。法當調養氣血，宜八珍湯加蒲黃。有經水過多久不止而腹痛者，乃脾經血虛也。治宜補血健脾，四物加白朮、茯苓、木香、厚朴、香附、陳皮、乾薑、甘草，水煎

治法亦穩第所加諸味中尚可臨症加減

中肯語

血風

血風者。經水逆行。上攻於腦。頭目旋悶。不省人事。甚至滿頭滿面皆發赤斑者。此因經水適臨。感冒風邪。所致。蓋風善行而數變。其勢易上而難下。經水為風邪所激。以故倒流而上行也。血風乃血證中之最急者。宜以四物為主。加山梔桃仁紅花荊芥防風天麻薄荷白朮之類。其所以用白朮者。以其能去面上遊風。及利腰臍間血故也。

四烏湯

烏藥 當歸 三稜 文术 赤芍 紅花

桃仁 官桂 益母 香附

吳茱萸湯

吳萸 人參 大棗 老薑

八珍湯

熟地 白芍 川芎 當歸 人參 白术

茯苓 甘草

八物湯見經水過期

大溫經湯見調經

四物湯

熟地　白芍　當歸　川芎

崩淋分別處能道其所以然

女科切要卷之二

海虞吳道源本立纂輯

王式金聲谷評定

同里　劉文思庭輝叅訂

血崩

崩淋之病相似而實不同崩者如土之崩其勢大下而不禁乃血熱而兼氣虛不能收攝也淋者如水淋滴艱澀而不通快乃內鬱熱而氣亦滯也然崩則純

精當之論

血淋則有赤白沙石之異赤者屬血白者屬氣沙石者氣血之尤濁者也治此病者惟調其氣血淸其內熱而已

鄭文康曰婦人暴崩下血此因腎水陰虛不鎮制胞絡相火故血走而崩也凉血地黃湯主之然此症多起於內傷若小腹不痛只宜此藥或八物湯加芩連若痛者先宜大劑四物湯歸身白芍川芎倍之加醋製香附若用補藥宜補宮湯加芩連又血崩證有二

說瘀血也空痛也瘀血者體必作寒熱空痛者不作寒熱也瘀血則當去空痛則當補亦有血海虛寒外乘風冷搏結不散血氣成塊而得之宜神仙聚寶丹又有血氣損而得之者凝聚成塊七癥八瘕上則氣逆嘔吐下則瀉痢五血宜內灸散血崩之人有服煎藥不效者火也三黃湯主之去大黃加黃栢如婦人血崩不止乃衝任虛弱藏府虛冷所致也亦有小腹急痛兼下赤白帶宜加減吳萸湯或艾煎丸若去血

要着非此不治

議到補胃氣先甘藥其乃驪珠獨得粗工何見知之

此段更說得到家惜世人多見不到此也

年老血崩尤不可重

過多氣血不足四肢倦怠宜增損四物湯蓋婦人血漏血脫則宜固氣此古聖之心法也先補胃氣以助生發之源諸甘藥爲之先務益胃升陽湯是也此藥人皆認以爲補氣殊不知甘能生血此亦陽生陰長之理也又人身以穀爲寶藥料須視其食之多寡而輕重之毋令藥氣勝於穀氣乃妙耳如腹痛加烏藥三分官桂少許口渴者加葛根三分如婦人年老血崩八物湯加芩連此一時急救之藥也必先顧其胃

用黃蓍

暴與久原宜分別治之

氣為妙如血崩服煎劑不至易用散子之藥如棕灰鍋底墨炒黑山梔槐花側栢人參黃芪甘草之類為末童便送下若以為丸更妙或用小薊汁藕汁調服

經曰帶下血崩脈多浮動虛遲者生實數者重訣曰生地合蒲黃黃芩黃栢凉人參兼五味解毒細煎湯水煮空心服崩中帶下艮暴者屬血熱宜養血清火治宜溫清散血崩月久屬虛寒又宜溫補宜益母湯其寸口脈弦而大弦則為減大則為芤減則為寒芤

則爲虚寒虚相摶此名曰葦

溫清散

歸身　熟地　白芍　黄連　黄芩　川芎

山梔炒　黄栢鹽炒　各一錢水煎服

益母湯　凉血補血

熟地　陳皮　香附　阿膠　益母草　白术

蒲黄　甘草　黄芩　各一錢水煎空心服

五灰散　凉血止血

此方最穩當

此段條分縷析堪作治崩淋之準繩

蓮房灰　黄絹灰　血餘　百草霜　棕灰

白芨　爲末蜜丸米飲下

張三錫曰。崩有五種。青崩如藍色。黄崩如爛瓜。赤崩如絳澤。白崩如涕液。黑崩如汙血。崩漏不止。四物加炒白朮參芪香附炒地榆炒蒲黄棕灰升麻血餘水煎。頭昏項强者。四物湯加柴胡防風。虚冷清瀉者。四物湯加官桂附子。薑棗水煎。胃虚嘔吐者。四物加人參白朮。虚煩不眠者。四物加人參淡竹葉。發寒熱者四物加柴胡。崩、中、漏、下、五、色、者。用赤石脂禹餘糧湯。

槐芩散　治崩中不止

炒槐米三兩　黃芩二兩　炒研爲末每服五錢霹靂酒調服

赤石脂禹餘糧湯

赤石脂煅　禹餘糧煅　牡蠣煅　烏鰂骨去甲　伏龍肝

上肉桂　各等分爲細末酒調服

梟柴散　專治婦女血崩

地栗每歲用一箇燒灰存性研服溫酒送下

補宮湯　治血崩身發寒熱

熟地　白芍　阿膠　地榆　艾葉　川芎

歸身　水煎服

又方（亦名補宮湯）　治崩淋衝任虛損

赤石脂　地榆　歸身　艾葉　甘草　石菖蒲

白芍　川芎　蒲黃（炒）　熟地　小薊　水煎沖熱

酒半盃服

益胃升陽湯

人參　白术　黄芪　當歸　陳皮　黄芩

升麻　柴胡　甘草　神麯　薑棗水煎服

三黄湯

黄芩　黄連　黄栢鹽水炒

百補湯　治血淋

大熟地　當歸　川芎　白芍　阿膠　新會皮

地榆炒炭　水煎服

分虛實而治是虛實

便濁

婦人便濁。或赤如血。或白如泔。不痛者。是痛則淋矣。屬濕熱。分虛實而治。肥白之婦脈沉滑。胸膈不利。小便白濁屬濕痰。宜燥中之濕。如面色不澤。身倦無力。者屬氣虛。宜補氣。黑瘦之婦脈洪數。五心煩熱。頰赤脣乾。小便赤濁或白屬相火。宜滋陰。肝脈弦數有力。火盛者。龍胆瀉肝湯。治法分滲清熱。燥濕健脾。滋陰降火。實下固陽。

濁氣下流。爲赤白濁。赤者。升柴二朮二陳最妙。白者黃栢當歸知母白芍。丹溪謂二朮二陳。能使大便潤而小便長。如兩尺脈沉弱。白濁頻數。凝白如油光彩不定。漩脚澄下。凝如膏糊。古方悉指爲陽虛。亦有虛而挾相火者。不可不辨。宜萆薢分清飲。專主陽虛白濁。内經曰。中氣不足。小便爲之色變。必先補氣升舉之。而後分其臟府。氣血赤白虛實治之。有邪熱者。瀉熱。虛者補虛。設使腎氣虛甚。或火熱亢極者。則不宜純用涼藥必反佐治之要在權衡輕重而已。赤者熱傷血宜滋陰。白者濕熱傷氣又宜燥濕。白濁不止宜服珍珠粉丸。用之屢驗。氣虛四君子湯。血虛四物湯。氣血兩虛八珍湯下珍珠粉丸。

珍珠粉丸

樗皮炒黃　黃柏鹽水炒　青黛　蛤粉　滑石　珍珠

等分爲末神麯糊丸無火者加炮薑　方用樗皮黃柏能燥濕清熱。青黛能解鬱熱。蛤粉鹹寒引下。

滑石利竅。珍珠寧神定志。

如上盛下虛。心火上炎。口苦燥渴。五心煩熱小便赤澀或下白濁。治宜清心蓮子飲。

石蓮子 即建蓮中揀有黑殼者 人參 赤苓 麥冬 黄芪 地骨皮 黄芩 車前子 生甘草 水煎

白濁經年不愈者。形神衰瘦心神不安當作心虛治。珍珠粉丸。合定志丸間服

遠志 石菖蒲各二兩 人參 白茯苓各三兩

共為末蜜丸硃砂為衣每服七九空心米湯下

龍胆瀉肝湯

胆草　黄芩　山梔　澤瀉　木通　車前

當歸　生地　柴胡　甘草

萆薢分清飲

智仁　萆薢　石菖蒲　烏藥等分　茯苓　甘草

飛滑石　加鹽少許

分清飲

芡實　茯苓　黄蠟　蜜丸如桐子大每服百丸
淡鹽湯下

二朮二陳湯

白朮　蒼朮　廣皮　半夏　茯苓　甘草
升麻　柴胡　水煎服

斟酌有火無火是徹語

白淫

經曰。思慮無窮。所願不遂。意淫妄想。入房不能。帶脈不引。則爲白淫。夫腎臟以慳用事。志意內治。則精全而濇。若興思夢想。欲淫不能。則淫泆不守。輒隨溲便而下。也尼姑寡婦最多此症。

白淫責於陽虛。當益火之源。鹿茸肉蓯蓉人參之類。治宜內補丸。要在臨症斟酌。有火無火而用之。庶無誤矣。

内補丸

鹿茸　緜子　沙蒺藜　紫苑茸　黄芪　肉桂

桑螵蛸　肉蓯蓉　附子製　茯神　白蒺藜

右為末蜜丸如菉豆大每服二十丸食遠酒服有火者忌用宜服清心蓮子飲見便濁

婦人之白帶白淋白淫白濁其形相似病實不同有虚實寒濕鬱火不可混治前賢議論通作濕熱不無偏僻細攷内經治法不一白淋者淋瀝而不止也多

淋中分別甚細治淋者不可不知

起於鬱大抵虛寒者居多小腹不痛亦有去多空痛者。俱用養榮湯加香附補宮湯。亦可若用熱劑艾煎丸。加白芍。痛者四烏湯加白芍歸身亦有白淋久則漸變黃色者。此將成血淋也。艾煎丸。歸附丸。皆可服。又有變爲沙淋者。溺器中下沉白積。一層如沙小便出時澀痛者是也。白淋赤淋而無沙者。須分其氣血而治之。白帶者。婦人之常病。俗云十婦九帶。甚者腰痛如折。頭暈眼花。腰間重滯不斷。此是氣虛。治宜內補湯。加續斷。或養榮湯。再以車前、草、陰、乾、煅、灰。頻、頻、服。之其效甚。捷、屢、驗、若、五、色、帶、下。紫金丸主之。白、淫、乃思想無窮。有欲不遂。一時放白。寡婦尼姑。此疾居多。乃、鬱、火、也。治、宜、開、鬱、降、火。越、鞠、丸、加、鬱、金、膽、草。白、濁、甚、者、膀、胱、積、熱。渾、濁、加、膿、不、治、必、生、癰。宜、服。蓮、子。清。心。飲。

蓮子清心飲見白濁　　艾煎丸見經水過期

內補丸見白淫　　四烏湯見血風

補宫湯見血崩

越鞠丸

香附　山梔　半夏　神麯　川芎　鬱金

胆草

人參養榮湯　治脾肺氣虚榮血不足

人参　當歸　熟地　白术　黄芪　茯苓

遠志　白芍　五味　廣皮　肉桂　甘草

加薑棗水煎服

淋證

經曰白者屬氣赤者屬血。但有氣血之分。而無寒熱之辨。凡治此者。皆云濕熱。然乎否乎。今之治白淋者。不分寒熱。多用芩連。亦一偏之見耳。婦人之疾。寒多熱少。故用養榮湯治白淋而效。以其有桂也。艾煎丸服一二料而即愈。亦此義也。總在臨證時審白而治之。至赤淋。則爲熱證。不服熱藥。內補艾煎禁用。宜服八味加芩連而香附尤不可少。此女科之聖藥也。張景岳論崩淋之證甚悉已載在血崩一條其云治此病者惟調其氣血淸其內熱最允又血淋者月水三五日一至積數月而止者是也若腹痛四烏湯恐有瘀血未可止也去多不痛善飲食者八物湯加芩連如飲食少進用內補湯去參可也或補中益氣加黃栢凡治血淋審其小腹痛與不痛脾胃之實與不實如小腹不痛脾胃實也可用八物湯加芩連脾胃不實者禁用宜補宮湯大抵淋證先以治脾爲主

養榮湯見白淫　　四烏湯見血風

八物湯見經水過期

補中益氣湯

黄芪　白术　人參　陳皮　歸身　升麻

柴胡　甘草

帶之腎虛自是損脈之診

可謂明門洞達矣

白帶

婦人帶下一證從腰間帶脈而來故名曰帶雖有赤白二色終屬腎虛其病與淋相似然淋之所下者多散而薄必覺腥氣與穢帶之所下者多滑稠粘無腥穢之氣以此爲辨耳保命集曰赤者熱入小腸白者熱入大腸原其本皆濕熱結於脈故津液湧溢是爲赤白帶下本不病結緣五經脈虛結熱屈滯於帶故臍下痛陰中綿綿而下也內經云任脈爲病男子內

結七疝。女子帶下瘕瘕。王註云任脈自胞上過帶脈貫於臍上。故男子內結七疝女子帶下崩中。帶脈起於季脇章門。似束帶狀。今濕熱寃結不散。故爲病也。經曰脾傳於腎。名曰疝瘕。小腸寃結而痛出白。名曰蠱。所以爲帶下寃結也。寃屈也。屈滯而病熱不散。先以十棗湯下之。後服苦練丸。再以大元胡索散調之。熱去濕除。病自愈矣。趙仁安間用升提之法。更以二陳加白朮蒼朮健脾燥濕。亦是一法。診婦人漏下赤白日去血數升。其脈急疾者死。遲者生。如赤白帶不止。脈小虛滑者生。大緊實數者死。羅先生所用十棗湯神祐丸玉燭散之類。虛者不可峻攻。實者亦當酌用。血虛加減四物。氣虛參术陳皮補之。甚者固腸丸相火動者。加黃栢。滑者加龍骨赤石脂。滯者加葵花。生燥者。加黃連。冬月少加桂附。惟在臨證時隨機應變。丹溪治赤白帶下。與夢遺同法。肥人有帶多是濕痰。用海石二陳。加南星黃栢。青黛川芎。瘦人帶下。俱是鬱熱。宜香附砂仁黃栢青黛。如結痰白帶。以小胃丹半饑半飽時。津液下數丸。候鬱積行。卽服補藥調理。

苦練丸

苦練子打碎酒浸 茴香炒 當歸 等分爲末酒糊丸每服三十丸空心酒下如腰痛四物羌活防風湯下

十棗湯

芫花炒黑 甘遂 大戟各等分 加大棗十枚

小胃丹

芫花醋拌一宿瓦器炒黑不可焦　甘遂水浸半月煮晒乾　製大黃各一兩半　大戟水煮一時水洗晒乾五錢　黃柏炒三兩　共爲末，白术膏丸如菔子大，臨臥時津液吞下。

神祐丸

甘遂　芫花　大戟各一兩醋炒　大黃　白丑　青皮　陳皮　木香　檳榔各五錢　輕粉一錢　水法丸

血膨

婦人血膨之證。雖有因於氣食而成者。然成於血者居多焉。若成於氣食。腹雖脹。而經不閉。成於血者。其經必閉也。婦人血恒有餘。故每月見其血而不以為病。若閉而不通。則日積充滿。其始發之時。小腹先脹。久則上連中脘。緊脹如鼓。青筋縱露。而血膨之證成矣。其有因產後惡血不下。逆而上升。滲入肌膚充滿於中宮。甚至上騰於面。而成紫色者。是必死之證也。

又有癖塊一證，雖因痰與血食三者而成，然成於血者居多，因痰與食而成塊者，雖成而不礙其經水，成於血者，亦有經雖來不時而斷也。此必經水既來之候，尚有舊血未盡，或偶感於寒氣，或觸於怒氣，留滯於兩脇小腹之間，則成血癖也。有經水月久不行，腹脇有塊作痛，是經血作癥瘕，法當調經止痛，桃仁、厚朴、當歸、紅花、香附、元胡、肉桂、丹皮、乳香、木香、牛膝、小茴、砂仁之類。有經行腹痛麻痺，頭疼寒熱，乃觸經感

分別清楚用藥加減法亦妙

冒也宜加減五積散若經行時遍身疼痛手足麻痺寒熱目眩照前方去乾薑加羌活獨活白芷當歸官桂麻黃川芎白芍陳皮蒼朮之類又有經水不調小腹時痛赤白帶下乃子宮虛寒治宜艾附暖宮丸亦有行時氣血虛弱血海寒冷經水不調心腹疼痛帶下如魚腦或如泔錯雜不分信期淋漓不止面黃肌瘦四肢無力頭暈眼花者宜補經湯

艾附暖宮丸

艾葉　香附四製　元胡　熟地　甘草　共爲末醋糊丸如桐子大每服八十丸米湯下

補經湯

人參　白术　川芎　香附　當歸　熟地

元胡　肉桂　吳萸　砂仁　茯神　沉香

阿膠　黄芪　小茴　陳皮　白芍　水煎服

經准不孕

婦人月信准而不受胎者。其故有三。有因痰閉子宮者。有因氣食生冷者。有因男子陽傷易洩者。如痰閉子宮者。其婦必肥白經來腹不痛宜導痰湯或人參半夏丸之類。或二陳合四物湯如氣食生冷所致者。其腹多痛。宜溫之。千金吉祥丸之類如咳嗽又不宜服以四物加陳皮香附山查。如氣作瀉用枳實丸。如男子精寒易洩。不能受孕者。與婦無干只宜男子服藥。或謂經水正而子宮寒者。萬無是理也。蓋子宮若寒。經水必過期矣。或又云子宮寒者。因產時陰戶着寒所致。第產後陰戶着寒。產婦即便不語。豈能語者尚謂着寒乎。

薛古蒙曰。婦人經行不正。每不受胎。然參前而受胎者亦有之。其血熱故也。女科書去先則爲血熱後期爲血寒。第有參前落後互兼者。何也。大抵婦人性執。多惱着氣。則氣不調矣。夫氣爲血之母。氣亂則經期亦亂矣。故調經以理氣為先。宜以歸附丸、四物丸之類。又有衝任寒損。胎孕不成。或成而後多墮者。誂誂丸主之。

誂誂丸

乾薑 白朮 丹皮 元胡 肉桂 澤蘭

熟地 川芎 白芍 當歸 石斛 右為末醋糊丸煮酒送下

導痰湯

半夏　南星　橘紅　枳實　茯苓　人參

菖蒲　竹茹　甘草　加薑煎

千金吉祥丸

天麻煨一兩　川芎　肉桂　丹皮　熟地　白术

柳絮　五味　茯苓　絲子　覆盆　枳實

桃花片各一兩

右爲末蜜丸如豆大每服五丸空心煑酒送下

熱入血室

婦人感冒。發熱惡寒。經水適來。得之七八日。熱除。脈遲。身涼。胸脇滿譫語。此爲熱入血室。當刺期門。隨其實而瀉之。

凡發熱惡寒七八日。熱除脈遲身涼。當自愈矣。今反胸脇滿如結胸狀。譫語。此因經水適來。血海正開。熱邪乘虛入于厥陰藏血之室。肝主魂。熱邪內擾神明。是以胸滿譫語。如見鬼狀。故刺期門厥陰所注之腧。瀉其熱以外泄。

婦人感冒七八日。續發寒熱。發作有時。經水適斷者。此爲熱入血室其血必結。故使如瘧狀或晝明夜甚譫語如見鬼狀無犯胃氣。及上中二焦。必自愈。

上條言脉遲身涼。但刺期門。此條言七八日續發寒熱。發作有時。經水適斷血室未閉。其血必結忌用苦寒凝滯之藥。今有大𪌛呂天祥媳經水適斷。醫以大劑黃連投之。少腹結塊而殞。

婦人熱入血室。但頭汗出。仲景以小柴胡湯和之。家秘倍加柴芩。重加歸芎。其功最當。再加丹皮地骨皮。則身熱易退。

熱入血室發熱。晝靜夜甚者。亦有虛實不同。血虛發熱者。皆因營血不足。如陰虛內熱之證。脉必細數。宜補血凉血。血熱發熱。邪熱入于血分。脉必數大。不必補血。歸芎柴胡湯。或導赤各半湯之類。

導赤各半湯　病後心下不硬。腹不滿。二便如常。身無熱。神昏不語。或獨語。目赤口乾。不飲水。與食噉。不與不思。形如醉人。

黃連　黃芩　犀角　知母　滑石　麥冬

人參　茯神　甘草　加燈心薑棗煎

女科切要卷之三

海虞吴道源本立纂輯
同里　王式金聲谷評定
　　　劉文思庭輝叅訂

廣嗣論

夫陰陽交媾。當經盡之後。無有不成胎者。惟男氣不足。女血虛寒。故二氣不交。徒施不聚。世之無子者。曾不問自己臟府之虧。但以澀精壯陽之劑。誤為生子

之良方。傷天地之和。即或有孕者。無非熱藥偶成。因
貽毒於子女。故雖得而不實也。醫之上工。因人無子。
著論立方。男以補腎爲要。女以調經爲先。而又參之
補氣行氣之說。究其盈虧審而治之。夫然後一舉可
孕。天下之男無不父。女無不母矣。余汝之上古。男子
三十而娶。女子二十而嫁。故所生子多壽。今人未滿
十六歲而御女。女子未滿十四歲而嫁。婿陰氣早洩。
未全而傷。未實而動。所以今人不如古人。壽設或用

藥。不可混治。必察實男子所斷。女人經候。或有崩漏帶下。必難受孕。男子不育。必有陽脫、痿弱、精冷、而清淡。或陽痿、不射。故女以調經爲先。男以補腎爲主也。服藥之後。又宜清心寡慾。使我之本原先壯。然後識日之奇偶。施之而不孕者。未之有也。

褚澄氏曰。男女交合。陰血先至。陽精後衝而成男。陽精先洩。陰血後衝而成女。此一說也。東垣云。經水纔斷一二日。血海始淨。交合者成男。四五日後。血脈已旺。交合者成女。此又一說也。顧或有經始斷而交合生女。經久斷。交合而生男者。亦有三四五日以交合無孕。八九日以後交合有孕者。獨何歟。俞子本選廣嗣要略云。實陽能入虛陰。實陰不能受虛陽。即東垣之見也。又謂陽微不能射陰。弱陰不能攝陽。信斯言也。世有尫羸之夫。怯弱之婦。屢屢受胎。雖欲止而不止者。亦有壯年精力過人。乃艱於育嗣者。獨何歟。丹溪論治。婦人。以經水爲主。然富貴之家。侍妾已多。其中寧無月水當期者乎。已經前夫頻頻生育。娶之以圖其易者。顧亦不能得胎。更遣與他人。轉盼生男矣。豈不能受孕於此。而能受孕於彼乎。愚以爲父母之生子。如天之生物。易曰。坤道其順乎。承天而時行。夫那地之生物。不過順承乎天。則知母之生子。亦不過順承乎父而已。知母之順承乎父。則種子者。當以男子爲主。男子爲主。而交媾之時。又以百脈齊到爲善。交媾而百脈齊到。雖老弱易洩。亦可以成胎。若交媾而百脈參差。雖少壯康寧難洩。亦不能成胎。婦人所構之血。固由於百脈合聚。較之男子之精。不能無輕重之分也。若男女之辨。又不以精血先後爲拘。不以月經盡幾日爲拘。不以夜半前後交媾爲拘。只以男女精血各由百脈齊到者。別勝負耳。是故精之百脈齊到。有以勝乎血。則成男矣。血之百脈齊到。有以勝乎精。則成女矣。至有產而不育者。有育而不能壽者。有壽而黃耇無疆者。則亦以精之堅脆。分爲修短耳。

世人不察精之堅脆。而定於稟受之初。此論其常也。有少年斲喪而夭者。此論其變也。乃以不育轉付之兒。以壽夭專諉之數。不甚謬乎。

朱遂真先生曰。男女交合。有丟洩前後之分。男曰泄。女曰丟。蓋婦人月事已淨。其樂慾之時。絪縕之候。氣蒸而熱。昏而若悶。有不可明言之狀。此的候也。交接之候。意合情濃。相持不舍。則百脈齊到。而成胎矣。若男情已淡。女意未休。則男先泄而成女。如女先丟。而男後泄者。則成男矣。則知男女各有精。非獨男也。易曰。男女媾精。萬物化生。而交合之後。即以宗筋驗其有血無血。立見矣。則知男女各有精也明矣。蓋月水初淨。新血始生。藏而不露。故交合之後。毫無血痕也。經云。陰精所奉其人壽。陽精所降其人夭。信斯言也。苟能清心寡慾。待時而動。亦何所求而不得子歟。

巢氏論婦人妊孕。一月懷胎。似露珠。名曰胎胚。足厥陰脈養之。二月大如桃花。痕名曰始膏。足少陽脈養之三月始分男其女名曰始胎手心經脈養之四月形像俱分明始受水精以行血脈手少陽脈養之五月五臟俱生足始受火精以成其氣足太陰脈養之六月方纔六府成始受金精以成其筋足陽明經養之七月髮生通關竅始受木精以成其骨手太陰脈養之八月動手游其魂始受土精以成其膚革手陽明經養之十月受乳足方生臟腑關節人神俱備矣

女科地黃丸　治婦人經水不調

熟地四兩　山萸二兩　山藥二兩　丹皮兩半　茯苓兩半　艾葉五錢醋炒

香附二兩童便製炒　阿膠一兩　共爲末蜜丸滚湯下

正元丹　調經種子

香附一斤用蘄艾三兩先以醋同浸一宿分開製酒童便鹽山梔湯各製四兩　阿膠一兩

蛤粉炒　枳殼兩半炒　生地　熟地　歸身　白芍

川芎　茯苓各四兩　琥珀二兩　共爲末醋糊丸每日

早晨空心淡鹽湯送下

千金種子丸　令人多子并治虚損夢遺

沙蒺藜四兩　白蓮鬚四兩　萸肉三兩　芡實四兩　覆盆二兩　龍骨五錢火煅　共爲末蜜丸空心淡鹽湯下忌房事一月

聚精丸

魚膠一斤蛤粉炒成珠　沙蒺藜半斤馬乳浸二宿如無馬乳以牛乳代之蒸一炷香

右爲末蜜丸如桐子大每服八十丸空心溫酒下

五子衍宗丸　添精補髓

杞子　絲子各八兩　五味子一兩　覆盆四兩酒洗　車前子一兩

右爲末蜜丸空心淡鹽湯送下

壯陽丸　治陽痿氣餒不振老年無子此藥允宜

肉蓯蓉　仙茅　蛇牀子　山藥　五味子

補骨脂　茯神　紫稍花　杜仲　韭菜子

雄雞肝　鱉肝　海狗腎如無海狗腎以黃狗腎代之

右藥共爲末先將雞肝鱉肝用鹽酒椒蒸熟搗爛

和前藥晒乾再將前末藥磨細用酒拌山藥末醋

調糊爲丸空心淡鹽湯下百丸　如陽痿精冷加

肉桂附子石燕各一兩

金鎖思仙丹　治男子慾勞過度、精神不繼

蓮蕊　蓮子　芡實各等分　茯神三兩　共為末用金櫻子一斤去毛煎膏為丸每服三十丸空心淡鹽湯送下服過一月後。即不走泄。遇種子期。用車前子湯送下

胎前門

受妊脈法

兩尺脈微而帶數，兩寸浮大兩關滑。身中無熱脈亦洪，此是婦女胎脈法。

男女脈法

左手滑大而疾男，右手滑大而疾女。更參乳核孰先生，右女左男信無差。

雙胎脈法

雙胎脈法問如何，兩手俱洪斷不誣。欲識是男併是女，縱横詳見叔和歌。

死胎脈法

脈來沉細腹腰疼，胎伏多寒冷是冰。再看舌色青紋起，胎死何須問鬼神。

鬼胎脈法

脈來亂點如風雨，忽去移時又復來。此是夜叉人不識，即時診斷勿疑猜。

逐月胎形論

初月胎形似珠露。未入宫羅在昆户。
猶如秉燭在風前。風急此時難庇護

初月胎形。如草上珠露。未有宫羅也。在昆户之所未入腹内也。其形欲聚欲散。未得堅强也。如月信報之。當時頭暈惡心。不喜飲食。六脈浮緊者是也。多有畏羞隱諱。而醫者不識。作歇經者亦有之。宜服安胎和氣飲。或病後受胎。或禀氣虚。服罩胎散。

安胎和氣飲

白芍　木香　益智仁　砂仁　香附　紫蘇

甘草　加葱水煎服

單胎散

當歸　川芎　白芍　砂仁　甘草　枳殼

二月胎形北極中。如花初綻蕊珠紅。

分枝未入宫羅内。氣受陰陽血脈同。

二月胎形。受血近陰。在母北極之中。陰戶内六寸是

也。其胎入腹未有衣裹。或負重觸傷胎氣。必致頭暈目眩惡心嘔吐。不思飲食。宜服保胎和氣飲

霍香　厚朴　廣皮　枳殼　砂仁　黄芩

桔梗　蒼术　小茴　紫蘇

三月胎形似血英。有宫血室未硜硜。

母憎飲食諸般愛。苦辣酸鹹並納成。

三月胎形與二月相等。不問虚弱胎氣不和惡心嘔吐。兼秋風時氣。寒熱頭疼。悉照前安胎和氣飲加減。

如寒熱不退。加柴胡黃芩。咳嗽加杏仁。喘急加沉香。

四月胎形入宫室。在母臍膀内相過。

兎獐熱物諸般忌。免兒唇缺及瘋麻。

四月胎形入宫羅之室。河車衣裹漸至丹田。忌食一切毒物。如無鱗魚鱉之類。以免貽毒小兒。如身體疲倦。氣急發熱。飲食無味。嗜臥頭暈。四肢酸軟。宜服活胎和氣飲。

陳皮　香附　砂仁　小茴　蘇葉　厚朴

蒼朮　枳殼　甘草

五月胎形男女分　四肢胞穩不須憂。

男酸女淡思飡味。此定陰陽造化云。

五月胎形男女已定。令胞母前行。使人後喚之。左回頭是男。右回頭是女。男思酸。女思淡。已入宮室之內。其胎安穩。胎母喜嗜臥。飲食無味。肚腹脹悶。宜服瘦胎飲。

當歸　益母草　砂仁　益智仁　枳殼　香附

白芍　水煎服

六月胎形在腹遊。左手男胎似線抽。
女魂右手輕搖動。却在臍中漸漸浮。

六月胎形。男動於左。女動於右。在母臍中。漸漸浮動。若胎母虛弱。用瘦胎飲。使胎氣調和。易於產育。

七月胎形身覺邪。男將左手動拳拳。
女能右手時時動。行步艱難母嘆嗟。

七月胎形。男向左脇動。女向右脇動。胎重如石。行步艱難。脾胃虛弱。氣急上冲胸臆。以致腹滿喘咳。卒然頭暈。勿以中風治之。此乃胎氣熱邪不安。否則令兒冲心。名曰子懸。宜服知母安胎飲。

知母　蘇葉　黃芩　香附　枳殼　滑石

甘草　益母草　水煎服

八月胎形具備身。毛髮生長定精神、

窮思飲食吞難下。困弱憂愁耽悶困。

八月胎形。毛髮俱生。胎母心悶煩躁。味美不甘。胎氣困弱。以致脾胃不和。宜服、和、氣、平、胃、散。

和氣平胃散　治胎氣不和。熱毒瀉痢。

蒼术　厚朴　陳皮　升麻　柴胡　白芍

地榆　肉果　澤瀉　水煎服

九月胎形。重若山。　七情開竅一般般

每夜一升三合血　待時生育暫時難

九月胎形。眼有光。鼻有氣。耳聞強口知味身舒縮。人

道俱全。出世將轉身大動。胎母左右脇知覺宜服保

胎如聖散。

保胎如聖散　治產忽然腹痛先行其水嬰兒降下忽誤吞熱物傷胎者。

當歸　紅花　益智　白芍　益母草　甘草

如兒不下取鯉魚一尾同藥再煎入醋一杯服烏金丸。

烏金丸

阿膠四兩　艾葉二兩　穀芽二兩　麥芽二兩　蛇殼一條　五味一兩

右爲末醋糊丸如彈子大每服一丸

十月胎形已完足。四肢觔縫骨精開。

坐產即宜加謹慎。莫教兒下客氣來。

十月胎形完足。四肢觔縫俱開。至期產下。莫令久卧地下。莫被賊風吹犯。急令包裹。滿月之後始得平安。宜服活水無憂散。因兒未下。恐穩婆動手。

活水無憂散

急性子　當歸　益母　紫蘇　艾葉　秦艽

陳皮　肉桂　只殼　白芍　生地　鯉魚一條

水煎加醋一盃服烏金丸。如兒死腹中不下。急取無根水再煎服。此急救之法。

發端數語是保元大關目處

保元論云。婦人妊娠。常令樂意遲動。氣血安養。胎元早當絕慾。節調飲食。內遠七情。外避六淫。性宜靜而不宜躁。宜動而不宜逸。味宜涼而不宜熱。食宜暖而不宜寒。毋久立久坐。毋久行久臥。又宜却除一切肥甘。以及煎炒炙煿。油膩辛辣。水果魚鱉兎鴿牛馬之肉。以及鰻魚鰍鱔。無鱗等魚。一切避忌。便無胎漏下血。子腫子癇子懸等症。以及橫生逆產胎傷腹中之患。生後亦無胎熱胎寒。胎肥胎怯。以及胎驚胎毒

胎教之妙罕聞講矣但能不視惡色不聽淫聲不出惡言不食邪味心清寡欲已當毓聰明壽考之子耳

胎前調護之法已略

之證。遺累小兒。前賢胎教云。婦人妊娠寢不側坐不偏。立不蹕。不食異味。目不視惡色。耳不聽淫聲。口不出惡言。非義之物不取。非理之財不收。宜聽誦讀詩書。講論致知格物道理。則生子形容端正。才器過人。嘗見稟性溫良之婦。有妊而少嗜慾。生子少病而痘瘡亦稀。此其驗也。指掌訣云。胎前眾集。要須知惡險。當從痰火推。胎上湊心胸脹滿。子懸芩朮炒山梔。妊娠下血名胎漏、血熱而成或氣虛。胎動芎歸與膠艾。

莫此矣

分虛實是要緊事

安胎順氣勿教遲。子淋須覓安榮散。胎水還當用鯉魚。腫滿遍身如水氣。但煎防己自寬舒。足趺浮腫身無恙。皴脚安胎大腹皮。五月以來煩躁甚。子煩知母麥冬醫。妊娠腹疼分虛實。寒熱溫清可辨之。子癇急服羚羊角。兒暈芎歸荊芥奇。瀉痢蒼砂加二白。熱須芩术信爲宜。風寒感冒參蘇飲。不解黃龍湯勿疑。胸滿本方加枳殼。熱而無汗葛根驅。裏熱甚時凉膈散。熱極譫語五苓施。脈遲四逆理中治。熱泄柴芩半夏

二語尤爲緊要

除。汗。吐。下。溫。須。仔。細。安。胎。爲。主。勿。差。池。清脾痎、瘧、須除半四獸驅、邪、更、補、脾。痢疾香連丸有驗。胃風主痢補、其、虛。傷、風、咳、嗽、芎蘇飲。半貝杏苓桑白皮。秘、結、不、通、蘇子飲。小、水、不、利、麥冬葵。怔、忡、恍忽心驚悸。氣、悶、喧呼大聖祛。心、痛火龍湯可定。腰、疼、通氣更難知。達生散可將胎、束、欲服須當九、月、時。又云孕婦之脈。陰搏於下。陽別於上。血、氣、調、和、有、子、之、象。手足少陰。其脈動甚。只按不絕。此爲有孕。少陰屬心。心主血脈。腎

脈不離經痛不連腰而先着忙用力者毋致橫逆倒產之患

為胞門。脈應於尺或寸脈微。關滑尺數。往來流利。脈微帶數、身中、無熱、脈帶洪滑、當詰、月事仔細、叅酌婦人似病而無邪脈。是孕非病。所以不應欲、別男女左、右、取之左疾為男。右疾為女。沉實在左。浮大在右。右女左男。可以前剖。離經、六至沉細而滑、陣痛連腰胎即、時、脫、半、產、漏、下、帶、脈、主、之、弱、即、血、耗、立、見、傾、危、殞言識之類。可類推。

大凡婦人妊娠。貴乎衝任脈旺。元氣充足。飲食如常

此條議論微妙

治法明晳

身體壯健。色澤不衰。而無雜病相侵。則十月滿足。分娩定然無虞。若氣血不充。衝任之脈虛弱。經必愆期。而不受孕。即使得孕。胞門子戶虛寒。受胎終歸不實。李南宮曰。胎前諸病。惟當順氣安胎。若外感四時之氣。或內傷七情。以成他病。治法與男子無異。當以各證類求之。動胎之藥。切不可用。

聖濟總錄云。安胎有二法。有因母病以致胎動者。但治其母。胎自安。若胎氣不固。觸動以致母病者。宜安

言簡而該
語語金針

胎而母自愈矣

先師天錫陳先生曰妊娠之婦身體康健飲食如常可保平安勿生顧慮勿妄服藥勿過飲酒勿舉重登高勿多睡臥閒則步於庭勿犯房事擾亂子宮不安難免產子艱難且生後子多胎疾慎之慎之

凡孕婦墮胎有二故一爲跌蹼負重動傷一爲氣血不足蓋腰膝繫胎之處如瓜果之蒂花卉之根不得露不長受熱亦易傷故一月厥陰用事臟腑不能輸

精於肝而致疏泄者有之二月少陽用事臟腑不能輸精於胆而致萎瘁者有之三月手心經脈用事臟腑不能輸精於心而致朽腐者有之四五七月墮者莫不皆然是故安胎之法當視其虛實寒熱而藥之則無不安矣

小產者言非大產在四五六月之間而墮者所謂半產是也若二三月人像未全還是血塊苟有所傷而墮者非曰墮胎二者皆屬根蒂不固衝任經虛須分

要着

透闢之論

是火是寒治之有火者清之白术黄芩之屬而益以養血也寒者溫之膠艾桂附之屬而加六味然桂附辛熱尚宜酌用切勿輕投實者清之虛者補之尤當顧脾胃以生新血蓋胃爲水穀之海脾爲萬物之母人身之有脾胃猶萬物之有土也有土乃生金金生水水生木木生火故培土而五行有相生之妙扶脾胃而五臟有遞受之益在孕婦永保無虞何有墮胎小產之虞哉

宋遂眞先生曰前哲云初受胎而卽墮者肝血虛也胎以血爲本肝臟虛則生發之機困如春初多冷草木不芽可知也治宜益肝血胎斯固矣二月墮者亦然實者反是三月墮者心血虛也胎以血爲根本心臟虛則長茂之氣消如夏初天氣暴寒而花果不實可知也治宜養心補血胎斯固矣四月墮者亦然五六七八月而墮者責在氣血之並虛也蓋氣爲血之衞血爲氣之配氣不能衞血則血無所統血不能配

探原之治

氣則氣無所歸兒在母腹中所賴母之氣血充和耳苟有所傷安所賴乎是以調氣必先養血蓋血尤須補氣養血而血不生補血之源腎水是也補氣而氣不足補氣之根命門火也故五六月間而有墮胎者六味去丹皮加人參麥冬杜仲續斷爲要藥寒痛者加附子少許百無一失也有胎亂動而不休者胎熱也不可用燥熱之劑此外胎動者或因衝任經虛或因七情六欲或因過服熱藥須各審清病源而治之

如四五月問心中昏悶。四肢沉重。不能移動。惡聞穀食喜吞酸味。胎動不安。安胎飲主之或紫蘇飲。加半夏茯苓枳殼

安胎飲　治孕婦三四月胎動不安

熟地　當歸　茯苓　甘草　川芎　白朮

半夏　阿膠　地榆　白芍　加薑三片水煎服

紫蘇飲

紫蘇　陳皮　當歸　白芍　川芎　人參

甘草　腹皮

安胎和氣飲 又名達生散

白朮　陳皮　白芍　木香　陳倉米　薑水煎

膠艾湯　治半產下血

阿膠　川芎　當歸　艾葉　甘草　白芍

熟地　炮薑

安榮散　治子淋

人參　當歸　通草　滑石　麥冬各二錢　燈草五錢

甘草五分　爲末每服二錢

麻子潤腸湯　治風結血結

麻子　當歸　桃仁　羌活　大黄

香連丸

黄連吳萸湯拌炒　木香晒乾研　末之醋糊爲丸

五苓散

猪苓　茯苓　白术　澤瀉　肉桂　加燈心煎

四逆湯

附子　乾薑　甘草　腹痛加白芍

理中湯

白术　人參　乾薑　甘草

鯉魚湯

當歸錢半　白术　白芍各一錢　茯苓錢半　赤小豆八分　木通八分　車前八分　鯉魚一條

七情湯

肉桂　陳皮　人參　甘草

二白丸　治淋帶

石灰一兩　茯苓二兩　爲末用蕎麥麪雞子清調糊爲

丸每服三十丸空心白滾湯下

化氣湯

砂仁　香附　廣皮　蘇梗　川芎　枳殼

[illegible]

人參　白朮　茯苓　當歸　川芎　白芍

肉桂　加粟米百粒

清脾飲

青皮　厚朴　柴胡　黄芩　半夏　茯苓

白朮　甘草　草果

羚羊角散　治子癇風痙

羚羊角　獨活　棗仁　茄皮　米仁　防風

當歸　杏仁　茯苓　木香　甘草　薑

四獸飲

半夏　人參　茯苓　白朮　橘紅　烏梅

草果 甘草 生薑

火龍湯 治孕婦心痛因寒邪犯胃

蘄艾鹽水炒五錢 茴香炒五錢 川楝子炒五錢 右藥爲一

劑水煎服

黃龍湯 治孕婦新産傷寒

柴胡二錢 黃芩一錢半 人參一錢 甘草五分

薑三片水煎服

防已飲 治足脛腫痛

防已　木通　梹榔　生地　川芎　白术

蒼术　黄栢　犀角　甘草

半夏茯苓湯　治惡阻嘔吐心煩惡聞食氣多臥

半夏一兩二錢　赤苓　熟地　陳皮　白芍　人參

川芎　桔梗　旋覆　甘草　千金方無旋覆花

有細莘蘇葉右藥共爲粗末薑七片水煎服

驗胎方　經水不行疑似未明者

川芎爲末每服一錢試之艾葉湯調服覺腹中微

痛則有孕矣

大全方論。半夏動胎不用。仲景用之。取其辛以散結氣。瀉逆氣。故惡阻用之。而非專爲痰設也。婁全善治妊娠惡阻。累用半夏。未嘗動胎。而鄭氏專門女科亦嘗用之。經云。有故無殞者是也。不必拘泥。

五臟各有見症臨症宜知

女科切要卷之四

海虞吳道源本立纂輯
同里　王式金聲谷評定
　　　劉文思庭輝參訂

妊娠中風歌

中風惡候告君知。眼合肝兮手撒脾。心絕口開肺鼻鼾。腎家將絕定遺尿。

妊婦手足搐搦。忽然不省人事。角弓反張。狀如中風者子癎也宜服砂仁湯倘胎前無故卒然悶到在地或有不識誤以中風斷之謬矣此兒暈也名曰子懸須以安胎調氣治之紫蘇飲加砂仁川貝茯神雖至將產仍服紫蘇飲為妙有胎前發喘乃胎不安而胃風也用帶鬚葱白廿莖煎湯服之即愈蓋葱能發散而又安胎也若因傷食而喘者紫蘇飲沖入童便加砂仁煎服舍此無別藥也若胎氣不和湊上心腹以致胸膈飽悶喘急疼痛此子懸也宜紫蘇飲此藥有

正氣最的

安胎止墮之功。如胎前偏正頭風川芎調茶服主之妊娠感冒四時風寒。霍亂吐瀉者藿香正氣散主之。凡胎前傷暑與霍亂治法同。如胎前瘧疾惟養榮湯一方。孕婦發呃氣逆者用紫蘇飲。亦有胎死腹中以致氣侵上而呃者。下死胎而呃自止矣。不可不知。孕婦傷食。以紫蘇飲加神麴查肉砂仁麥芽。如兼吐瀉用養胃湯。有孕無故悲泣不止。如有鬼物以憑之。此名臟燥。非大棗湯不愈。有妊娠忽然耳聾昏瞶者。氣血不足也。用十全大補湯。目赤腫者。四物湯加黄連。遍身拘急痛無定處。夜不得臥。眼花昏黑者。胎氣使然。宜服紫蘇飲。

此法甚穩且便

於輕輕發表中加以安胎之味亦是妥協

妊娠傷寒歌

傷寒頭痛連百節，氣急衝心溺如血，身發斑點紫黑青，壯熱不止致胎滅，嘔惡不止與心煩，腰背項强腦痛裂，六七日來燒腹中，小便不通大便結。

妊娠染表症傷寒者，當用帶鬚葱頭湯服之，出汗即愈，不可輕用發表藥，若誤用之，其胎必墮，且母命難保，戒之慎之。胎前瘟疫，與傷寒同，孕婦傷寒咳嗽，宜二陳加薄荷、白朮、川貝，泄瀉者，胃苓湯去參，俟脾胃

也

實後治嗽可也即參蘇飲亦可服蓋風藥最易動胎
反爲不美故胎前傷寒身熱咳嗽者惟以帶鬚葱白
煎湯服之大能安胎順氣若胎不安煎砂仁湯服汗
多服參蘇飲乾嘔紫蘇飲去參加茯苓吐血止血丸
或二陳加黄栢知母查炭白术如氣血兩虚八物加
黄栢知母

妊娠跌蹼歌

懷胎跌蹼無輕重。遂致傷胎在腹中。已損包胎血上逆。衝心悶痛母魂傾。

妊娠跌蹼或受傷重者。服活血藥。又恐傷胎不服。則傷不能去。當何法以治之。曰必先辨其胎之死生。如腹冷舌青者子死也。以香桂散下之。若未甚。分明以佛手散探之。如胎傷者立即墮下。胎無恙者其痛立止。但痛止之後。尤須視傷之輕重下藥。輕者童便酒

重傷勢難兩全自以母命爲急

入活血藥飲之血活則傷去。隨以紫蘇飲加童便砂仁。緩緩服之重者只治其傷勿顧其胎也血行胎下母命保矣。服紫蘇飲加枳殼童便砂仁。尤妙。有孕婦胎前衂血產後多不吉血以養胎不宜走泄故也服紫蘇飲加黃芩自愈。更有口中見血及大便下血者尤忌。

叔和心腹急痛歌

心腹急痛面目青。冷汗氣促命必傾。下血不止胎沖上。心腹冷悶定傷身。

妊娠腹痛而見血者。名曰胎漏。至產即愈。生子不實也。紫蘇飲加陳皮砂仁。若胃口痛甚。用指迷湯。或養胃湯。亦有孕癰者。何以辨之。服安胎飲消食理氣之藥。俱不效。但臍近下處腫痛發光者。即腹癰也。因孕婦生之。名之曰孕癰。宜十補托裏散。此藥補而不得胎。其次千金托裏散亦可。有臍下冷痛腹脹。小便頻數。大便滑泄。緣正氣虛弱。過吞生冷所致。宜安胎飲加枳殼及和氣之藥。如小腹痛。須察其脉。若可安。紫蘇飲安之。不能安。則用活血行氣之藥。其內傷甚者下之。若血結不下。必腹中疞痛。服金屑散。或宿食炫癖氣血瘀痛。葱白散主之。一切血痛。肉灸散。白术煎腰痛甚者。腎虛也。其胎多墮。宜急服安胎飲。以固其胎。腹不寒。紫蘇飲可加黃芩。若胎不時轉動。如腰腹

痛者亦宜安胎飲

孕婦脇痛甚者其說有三或因哭泣或因忿痛或因內傷如內傷者現有胎不可用行傷藥只宜童便酒或紫蘇飲加白芍當歸砂仁人參童便煎服亦足以固胎或曰脇痛非芥子不能達柴胡枳殼亦可用如背痛者氣滯而不運也宜紫蘇飲

妊娠口乾煩悶不得臥者名曰子煩紫蘇飲主之又有口舌生瘡咽喉腫痛者切不可用防風通聖散有

孕婦未產而乳汁先下者。名曰乳泣。生子多不育。有兒在母腹中啼哭。不須服藥。用黃豆打番。招孕婦細細拾之。其哭自止。

子腫危殆歌

子腫傷肝唇定黑，缺盆平也必心傷，背平傷肺脾臍凸，腳背平兮腎病深。

妊娠浮腫，其說有二：蓋胎前患水腫者少，而患胎氣者多，乃氣病也，名曰子腫，紫蘇飲主之。若小便不利、腹脹者，水腫也，紫蘇飲加澤瀉、車前、白术治之。三焦無病者，加山梔、黃芩，利小便甚捷。如孕婦浮腫上半身者，宜發汗；下半身者，宜利小便；上下俱腫，汗利兼

誰能如是

施服藥腫退而脫身者不必再藥

凡婦人懷孕宜別室安睡常使身心清淨不得再犯房事夜睡須左右轉換使小兒左舒右展肢體活動臨產自然快便生子亦聰明少疾○昔有一醫宿店値店婦生產數日不下下體甚冷急以椒橘茱萸乾薑良薑等煎濃湯薰洗臍腹產門等處氣溫血行而遂產

胎漏歌

血下如同月水來，漏乾胞血必傷胎，胎傷妊娠須憂慮，急賜靈丹救得回，只緣慾火房勞損，非是尋常虛漏胎。病原在此。

蓋胎之漏者，必有因而來，或誤吞動胎物，被熱毒所侵，或房勞而傷損，損輕則漏亦輕，損重則漏亦重，血盡而胎死。或因母病而胎動者，病治而胎自安，或胎不堅固而母病者，胎安而母自愈矣。又有值經期而見血每月一至名曰漏胎宜服安胎飲或紫蘇飲加黄芩白朮阿膠砂仁自然無事亦有傷胎氣而下血不止宜奪命丹胎未損者服之可安已損者服之卽下。

胎前雜證

孕婦卒然不語名曰啞胎不須服藥產則能言矣葢聲出於腎胞絡貫腎故不能言也經曰九月而瘖十月當復便是○妊娠詀語用四物湯倍加白芍當歸

去生地合二陳加山查薄荷薑汁治之

孕婦舌青者子死腹中也用麝香五分肉桂三分爲末煮酒調服如雙胎一生一死亦宜此方因母患症熏蒸其胎致兒灼死死兒着冷不能自出或用黑神散之類以暖其胎胎自下矣

孕婦小便頻數名曰子淋服內補湯立效小便不通者乃胎下墜而壓膀胱名曰轉胞宜補中益氣加車前有內傷者乃血鬱不去令之梗痛是也

俱係的當治法

妊娠大便秘結乃血枯氣閉也四物湯加枳殼桃仁孕婦水瀉宜分別而治之忌理中五積散因有乾薑玉桂也傷食瀉者養胃湯加消食藥有傷生冷而瀉者亦用養胃湯加木香火瀉者香薷飲夏月暴注下迫者是也暑瀉者胃苓湯加香薷氣虛作瀉者腸鳴而不痛水穀不化者是也補中益氣湯或四君子湯胎前血瀉胃苓湯加木香砂仁或紫蘇飲加神麯澤瀉黃連胃口發飽夾痰嘔逆者忌用參連胎前產後

人家懷孕者須預爲申說此等

痢載痢證滙叅故不贅

懷孕五六箇月或七八月胎忽亂動兩三日間或痛或有水下但腰不甚痛是胎未離經名弄胎又曰試胎胎水有無俱不妨但直身坐臥行立不可驚憂逼迫以致誤事二者俱非正產必因觸犯所致凡孕婦五六箇月或三四箇月常要緊束其身勿令胎放肆又不可飲酒常沐浴

達生編云小產當慎三五月而墮者謂之小產此因

明徹語

臟府損傷，胞繫腐爛，以致墮胎。此比之大產更甚。大產瓜熟蒂落，本無足慮，尚有多少艱難，何況損傷胞繫而墮乎。輕視小產，每致殞命。須倍加將息，宜服補血養氣、去瘀生新之藥。世有服落胎之藥者，害莫大焉。此丐戶穩婆所為，醫者斷無此事也。

催生之說，自古相傳。然瓜熟蒂落，何必催也。催之非但無益，轉或有害。有用兔腦丸者，有用千年薑者，有用催生石者，有急性子者，有筆頭灰者，有草麻子搗

爛塗足心者用之多有不驗徒增繁擾噫平時失於調護任意行房以致難產頻以催之又何濟乎此愚夫愚婦之所爲也

兒在母腹男女有别男子負陽背陰女子負陰背陽在腹中亦然男向於內雙手傾捧母心女向於外居母心下兩手自捧頭面而背母足居下至臨盆時倒轉而順出矣若產母側臥致兒倒運不轉即有横生逆產之患故坐草切不可太早須再三令人扶掖運

見到

動方免前禍不知此理徒歸產母之氣血不足豈不誤哉然亦有臥而產者必令仰臥平正使產門虛而不碍可也臥而能產惟血氣充實者能之若不坐不臥無故頓住而難澀也方可委罪於氣血不足耳醫者宜鑒諸

孕婦臨產之月胞水未破而血先下者此乃胎傷非產也宜八物湯與安胎飲治之若胞水已破此欲產也用紫蘇飲以生其血滑胎之藥須胞水破痛陣急

是極

要語

十月滿足者方可服若胞水未破腹痛未甚者雖十月滿足恐未坐草只服安胎飲或紫蘇飲白芍換赤芍當歸用尾去人參加薑葱水煎入童便一盃忌用桃仁活血之藥胞水已破兒卽墮地謂之鋪蓐生產最快利如胞水已破兒不下者謂之試水此產反遲有停一二日而產有服安胎飲而水止痛定至五六日而方產者切不可於破水時卽用穩婆動手令胎婦費力痛苦多致受累胎累日不下者宜生氣血助

字字金針

洞見肺腑

其胞水佛手散。或紫蘇飲。臨蓐先放紅水。致兒乾擱。與行船無水同宜紫蘇飲以生其氣血。如臨蓐腰腹俱痛不可用穩婆輕易探候卽胞水已破腰痛已極。止當令孕婦扶掖走動則生育自然順也至於橫生逆產之患皆因先動手故也其臍帶繫於命門兒將育時兩手洗蕩使臍帶脫落然後得出安得不痛卽所謂瓜熟蒂落是也

女科切要卷之五

海虞吴道源本立纂辑
同里　王式金声谷评定
　　　刘文思庭辉参订

难产生死歌

欲产之妇脉离经，沉细而滑腹又疼，定知半夜应分娩。脉法由来载内经，大凡临产应如此，产妇安然切勿惊。

身重寒熱痛頻頻，唇甲之色黑復青，子死腹中從此驗。舌青冰冷母歸陰，面赤舌青須細看，母活子死定分明。唇口俱青白沫出，子母俱亡自可憑。面青舌赤沫又出，母死子生定知貞。臨症過來俱應驗，方知前哲不虛陳。

難產之症，宜服童便磨神仙聚寶丹服之。或有不順者，用蓖麻子肉十四粒，硃砂、雄黃各五分，蛇蛻尺許燒灰，加麝香一分，共爲末，將水和作一丸，用川椒湯

此法尤穩歷已驗過

淋產婦臍內次將丸藥納臍中用綿紙數層覆其上再用濶布縛住待胎下即去其藥

推腸生者若腸不收用新汲水入醋少許三噴其面即自縮而上矣若腸下時須用温湯洗濕米篩盛之若沾染塵垢及着乾物即不肯上且粘住斷絕而母命不保矣又法將產婦頂心髮分開用草麻子肉搗爛敷於顛頂將腸温水養之其腸即收則母命全矣

又有橫生逆產手足先出者用細針連刺兒手足將

鹽擦其刺處。卽便縮上。俗謂討鹽生也。

有頭胎生曾二三箇月隨墮。嗣後第二三胎。仍前復墮。名曰滑胎。不可復安矣。必須於有胎之後。曾有正產一次後。無此患矣。

按紫蘇飲一藥。能治臨產驚恐氣怯。累日不下。乃妊娠之要劑也。

壬午年間。曾有某宅懷孕十月滿足。忽然腹中大痛。卽喚穩婆守候。穩婆欲圖大望。假意探胎消息。將指

此節最不可忽所以戒穩婆勿先動手者爲此

此所謂知明處治者

有主張

摘破胞衣，水流不止，胞水流乾，胎元乾擱，不能轉運，日夜無眠，痛亦不已，約四五日矣。邀余往視，診其脈，六脈離經。或曰：六脈已散，命將危矣。余察其舌色鮮紅，毫無青色，謂曰：不妨，將臨盆矣。或曰：胞漿已乾，有何生理？答曰：古有急開支河之法，即大劑四物，人參加入，車前五錢，柞枝一兩，煎湯代水煎服。房中穩婆三箇，議論紛紛，或欲早用鈎割以全母命。余曰：各人不可動手，爪熟蒂落，可保子母兩全。服過藥後，少頃腹中大痛、唤人扶掖、走动、兒即墮地。今已十二歲矣。

臨產歌

臨產之時勿易看，驚然氣湊目珠翻。唇青口噤流涎沫，子母雙雙入死關。舌色鮮紅唇面黑，子存母死片時間。面紅舌黑兒難保，佛手仍須奪命丹。橫逆催生龍蛻散，滑胎可救漏胎乾。死胎欲下芎歸飲，更搗草麻腳底攤。血入胞中時脹悶，上冲心胃死何難。朴硝散共紅花酒，奪命神丹逐下安。產下血逆成血暈，清魂急灌命須還。血由一倒心無主，目暗神昏汗雨漫。

氣隨血脫多難救，桂附參芪大劑堪。血冲心悶成狂妄，喘促蒲黃不等閒。兒枕痛知緣惡露，當歸失笑效非凡。忽然口噤言顛倒，見鬼原非風與寒。敗血上冲心血耗，妙香散共黑龍丹。

夫婦人臨產，死生反掌，若善於救治者，實可以起死回生，稍不急救，多致夭枉。救之不得其法，藥之不能應手，亦莫全其生也。將產努力過多，兒轉未遂，以致胎落於胯不能育者；有因子橫、子逆而難產者；有體

正難得當於救治者耳

此段言產時變症可謂窮形盡相矣留心女科者不可不深明乎此

肥脂厚平素逸而難產者有子壯大而難產者有年長遺嫁交骨不開而難產者有胞水先破胞內乾澀而難產者有胎死腹中而不下者其腹冷舌黑可驗有胞中積水其腹大異常脈息細弱名曰胞水時醫不識疑爲雙胎臨產必去水斗餘方產其兒手足必然軟短殘疾蓋水漬其胎故也醫者識此早用去水之藥兒斯無恙矣有兒下地去血太多產下即死者有血奔上而昏暈者有子下而胞不下者有敗血灌

閱歷有得之言

滿胞中者如胞不下須行去胞血則自下也有因穩婆取胞誤傷內臟輕則帶疾重則傷命慎之慎之大抵貧賤婦人生育極易者以其勞役胎氣流動故也富貴之家厚養安逸身體肥壯每難生育也

脈經曰臨產六至脈號離經或沉細滑若無即生浮大難產寒熱又頻此時急候急於色徵面頰唇舌忌黑與青面赤母活子命必傾若胎在腹子母歸冥

臨產之時切不可喧鬧選一善熟穩婆或得力使女

此條指示臨蓐將方法備剴切詳細矣解此何產危之有

無使揮霍荒張致令產婦驚恐宜食軟飯稀粥若腹中痛且令扶行或痛或止名曰弄胎不可使穩婆手探尤不可屈腰臥眠如連引腰痛眼前如見火光此是兒轉運須扶掖徐行起若艱難即持物立住須臾直至腰腹相引難以行立然後坐草切勿太早恐兒在腹難以轉動及胞水先破子道乾澀皆主難產若心中熱悶將生雞子一枚打破吞服抱腰之人不可傾斜則兒自然順下若臨事倉惶用力失宜隨有難

此法奇不知

產之患。小兒已出。勿令便睡。宜閉目而坐。少頃方扶上牀仰臥立膝。勿令熟睡。宜頻喚醒。切不可以得男爲喜。喜則傷心。恐生紅汗之症。亦不可以得女爲憂。憂則致敗血攻心之患。房中常以醋烟薰之。以防暈悶血升。數日之外不可勉強下牀。一月之外莫犯房事。謹之慎之。

妊娠臨產。有兒湊心不下者。其兒手必捧母心。多致母子俱亡。必用藥引入心分解開兒手。方得產下。蓋兒手捏物最緊藥氣一到其手自軟故曰解開有產後胞衣不下不可不可視以爲細故而忽之多有升至心而死者不可不知。

兒捧母心者。急用猪心血。調乳香五錢。煑酒送下。兒手遂開。如胞衣不下。用花蕊石一兩硫黃四兩入礶鹽泥固濟煆過爲末。童便酒調一錢即下。○胞衣未下時。產婦將已髮推入口中。似欲作嘔勢。胞衣即下矣。

有胞水放乾。兒不肯下者。急以大劑四物。加車前一二合。流水煎頻頻服之。兒即隨水而下。此急開交骨法也。虛者加人參

準繩云。胞衣不下。用瓦油盞烘熱。仰放產婦臍上。令男人以脚抵住油盞。其胞即下。乃鄉村之法果驗

交骨不開。有因元氣素弱。胎前失於調養。以致氣血不能運達而然。用加味芎歸湯加柞樹枝一兩大劑服之。外以麻油調滑石末。塗入產門。交骨漸開

達生散 即紫蘇飲 胎前之妙劑催生之良方

大腹皮三錢 人參 紫蘇 陳皮 歸身各五分 白术

白芍各一錢 炙草二錢 加黃楊頭七箇。枳殼 砂仁五

分 青葱五莖。水煎服 此方補中行滯能下死胎

胃苓湯

蒼术 厚朴 廣皮 白术 茯苓各一錢半 猪苓一錢

甘草六分 官桂五分 薑一片水煎

防風通聖散

防風　荆芥　麻黄　山梔　赤芍　大黄

朴硝　甘草　桔梗　川芎　歸身　滑石

薄荷　黄芩　白术　石膏　連翹

黑神散　治胞衣不下

熟地　歸尾　赤芍　蒲黄　肉桂　炮薑

甘草　黑豆半升炒　童便冲服

神仙聚寶丹

熟地　川芎　乳香　五苓脂　琥珀　當歸

硫黄　花蕊石　百草霜　黑龍　良薑

奪命丹　治子死腹中不下

桃仁　赤芍　官桂　茯苓　丹皮

養胃湯　治惡阻

當歸　白术　白芍　茯苓　半夏　霍香

砂仁　陳皮　神麴　香附　薑三片大棗二枚

五積散見前

安胎飲見前

苦楝丸

苦楝打碎酒浸　茴香炒　當歸等分　共爲末酒糊丸

妙香散見產後

清魂散見產後

醫須心悟不可刻舟求劍

難產縮胎法

丹溪曰世之難產者往往見於鬱悶安佚之人富貴豢養之家若貧賤辛苦者無有也古方書止有瘦胎飲一論而其方爲湖陽公主作也實非極至之言何者見其有用此方者其難自若予表妹苦於難產後遇胎孕則觸而去之予甚憫焉視其作爲惟勤於針指搆思旬日忽自悟曰此正與湖陽公主相反彼奉養之人其氣必實耗其氣使平和故易產今形肥知

所謂神而明之存乎人也

其氣虛久坐則氣不運必氣愈弱兒在胞胎因母氣不能自運耳當補其母之氣則兒健易產矣今其有孕至五六箇月來告卽與全方紫蘇飲加補氣藥與數十貼果得男而甚快遂以此方隨母形色性稟參時令加減與之無不應者因名其方達生散

白朮散　治子腫

白朮一錢　薑皮　陳皮　茯苓皮　大腹皮　桑皮

各五分為末米飲調服

竹葉湯　治子煩

淡竹葉　麥冬肉　黄芩　人參　茯苓　防風

知母　水煎服

參术飲　治轉胞

當歸　熟地　川芎　白芍　人參　白术

陳皮　半夏　甘草　薑三片水煎

參术膏　轉胞屢驗

人參二錢半　白术二錢　黄芪錢半　茯苓一錢　陳皮一錢　桃仁一錢

炙草五分　用羊猪胞煎汤代水

婁氏十全論

一曰正產。產婦人懷胎十月滿足。忽腰腹作陣疼痛。相次胎氣頓陷。至於臍腹痛甚。乃至腰間重痛。穀道挺迸。繼之漿破出血。兒子遂生。此名正產。

二曰傷產。婦人懷胎未產一月之前。忽然臍腹疼痛。有如欲產之狀。仍却無事。是名試月。非正產也。但一切產母未有正產之候。即不可令人抱腰。亦不可令產母亂動用力。若兒身未順。纔方轉動。便教產母虛

亂用力使兒錯落忽橫忽倒不能正生皆緣産母用力未當用力之所致也直待兒身順臨逼産門方始用力一送令兒下生此名傷産

二曰催産孕婦欲産漿破血下已見是正産候但却未服藥不生即可服催生藥試之或有經及數日而不産則産母困倦亦可服藥助産母之正氣令兒速生此名催生

四曰凍産乃冬月寒冷産母經血得冷則凝以至兒

不能生下此害最深若冬月生者下部切不可脫棉衣并不可坐臥寒處當滿房着火常有暖氣令產母背身向火令臍下腿膝間當暖血得熱則流行兒便易生名曰凍產

五曰熱產時當夏令威焰酷烈產婦要溫涼得所亦不恣意取涼傷損胎氣又不可房中人多熱氣逼襲產母使產母血沸發熱頭疼面赤昏昏如醉乃至人事不省此名熱產

善言

良法

六曰横産兒先露手或先露臂此由産母未當用力而先用力故也兒身未順用力一逼遂致身横不能生下當令産母安然仰卧然後推兒徐徐先推其手令人直上漸漸逼身以中指摩其肩推上而正之或以指攀其耳而正之必須産母仰卧以便推兒正之候其兒身正煎催生藥一盞服之方可用力令兒下生此名横産

七曰倒産産母胎氣不足關鍵不牢用力太早致令

兒不能迴轉便直下先露兒足當令產母仰卧令穩婆推其足漸漸入內不可令產母用分毫力亦不得令其驚恐務必安慰使兒自順名曰倒產

八曰偏產兒身未正產母用力一逼致令兒偏柱左腿或偏柱右腿故頭先露偏柱一半不能生下當令產母仰卧次令看生之婦輕輕推兒近上以手正兒頭令兒頭正後產母用力一送卽便生下若小兒頭後骨偏柱穀道只露其額當令看生之人以綿烘熱

裹手於穀道外旁，輕輕推兒頭端正，便令產母用力一送，兒即下也，此名偏產。

九曰碍產：兒身已順，而露正頂不能生下，蓋因兒身迴轉，臍帶攀其肩，因此露頂而不能生下。當令產母仰卧，令看生之婦輕輕推上，徐徐引手，以中指按兒肩下，撥其肚帶，仍須候兒身正順，方令產母用力一送，兒即生下，此名碍產。

懋按：大凡横產、倒產、偏產、碍產四法，若非穩婆精

良妙手不可依用此法恐恣其愚蠢以傷人命也

今世之倒產者往往隨其倒足生下名曰踏蓮花

生並無後患子母雙全不必依前條推足上法亦

可如礙產者往往肚帶有纏在兒頭頂上而兒頭

自出在產户外穩婆以指撥其肚帶從兒頭頂過

下之者又有肚帶纏住頭頂一匝而兒與胞衣一

齊同下者倘漫用前法推入產門轉掽悞事也

十日坐產言欲臨產時高處繫一手巾令產母以手

良法

攀之輕輕屈足坐定令兒生下非坐在物上也此名坐產

昔有趙都運恭人每產則大腸先出然後則產產後則大腸仍露甚爲苦之名曰盤腸生醫不能療偶在建昌得一良法而可收之用醋半盞新汲冷水七分調勻噀產母面每噀一收縮三噀收盡是良法也

產母腸不收用香油五斤煎熱盛盆俟溫坐油盆上約坐至半時以皂角末吹入鼻中嚏作立收　十門方

又法用半夏末搐鼻中則腸立收上○又紙撚蘸香油點燈吹滅以烟薰産母鼻中腸亦立上

丹溪曰胎前毋滯産後毋虛産後一切皆不可發表

産後不可早用白芍以其酸寒尅伐生發之氣故也

大凡産後不可食物過多恐成積滯若未滿月不可强起離牀不宜多言喜笑及驚恐憂惶悲思惱怒不宜久坐久立及作針工恐滿月之後即成蓐勞併油膩魚肉之類皆不可犯凡産後百日之外方可交合

不爾百病滋長慎之凡婦人患風氣臍下虛冷莫不由早行房之故也

或曰新產之婦好血已敗汚血或留彼黑神散非要藥乎

答曰至哉坤元萬物資生理之常也初產之婦好血未必盡敗汚血未必盡積臟腑未必寒何以藥爲飲食起居勤加保護何病之有誠有汚血體怯而寒與之幾貼亦自簡便或有他病當求病起何因病在何

經對症投劑何用雜藥亂投設有性急形瘦易怒火多者。夏月坐蓐。時行火令。薑桂皆爲禁藥至於保護之法尤爲悖理。肉汁發陰經之火。易成內傷之病。先定行誰敢。何胡爲下雞濃汁作藥。而又服當歸丸。四順理中丸之類雖是補藥並是偏熱若藏府無寒。何處消受若夫兒子初生。母腹頓寬。思食雞子。而不思雞子雞化。展轉生病。每見產母無疾者。切去黑神丹。不可與雞子肉。食日與之白粥乾菜。間以少些白鯗。

半月方與別物。大能養胃却疾。彼富貴之家。驕恣之婦。卒有白帶頭風氣痛脹滿痰逆口乾。經事不調等症。皆是陽盛陰虛之病。天生血氣。本自和平。又烏知其有此等謬迷。有以兆之耶

女科切要卷之六

海虞吴道源本立纂辑
同里 王式金声谷评定
刘文思庭辉参订
男 朝栋治平 较

产后门

妇人产后如无他症，不必服药。三日之内，但以荆芥炭、益母草、砂糖煎汤，频频与饮，使恶露下尽，自无血惟慎冬之患，切不可飲酒及雞子、牛、羊、豬肉之類。須以白粥、乾菜調理，或松江淡鯗蒸熟食之。半月方可食豚肉湯，漸漸加增。緣覺陽盛陰虛之患。若去血過多，惡露未淨，或傷飲食，或感風寒，或火氣惱，或三日蒸乳，皆能發熱增寒、身疼、腹痛，當以意消息，不可偏執而用藥也。丹溪云：產後以大補氣血為主，雖有雜症，以末治之。產後不可發表，又不可早用白芍，以其酸寒，恐伐生氣也。慎之。

凡婦人產後陰血虛陽無所附而浮散於外故多發熱治宜四物補陰血而炮乾薑之辛溫從治收其浮散使歸於陰然產後脾胃俱虛多有過服飲食所傷而有發熱者誤作血虛則不效矣如遇產後發熱須審問何物所傷有食無食胸膈可有飽悶如惡食泄瀉只作傷食治若發熱而飲食自調者方用補血藥

產後血暈因虛火引血上行漸覺昏暈急以鹿角燒灰出火毒研極細末煮酒童便調和灌下即醒行血

最快。

此法最穩

又法用鐵秤錘炭火燒紅以醋淬之令產婦鼻嗅之即醒

鄭良棟曰新產血暈不省人事大類中風切不可遽以中風治之急服琥珀丸即愈

明論

如兒已下地一時血暈昏昏不醒速扶起抱住勿令臥下快與童便灌之如不醒再以燒紅炭投醋中使醋氣透入產婦鼻內即甦因症用法無不應效

良法

產者須知

名言

產後子已在蓐切不可使之卽臥須扶坐片時可也

因初產之婦血氣未定恐其血乘虛而上逆愼之

新產飲酒大忌乃第一證但服童便爲妙他藥苦寒

雖用降下之品却能凝滯敗血且產後卽發熱切不

可服涼藥以其伐生氣而血凝也若童便乃人身之

元氣所成名曰還元丹惟能降火蓋以人補人之義

新產飲食最難尅化如赤豆沙雞鴨蛋之類蓋新產

暴大下血脾胃甚弱最易成病

新產之脈緩滑結實大弦緊鬼來侵若得重沉小者活忽覺堅牢命不存寸口澀疾不調死沉細附骨不絕生請看此候分明記常須念此向心經

新產胞衣不下血暈不醒腹中刺痛敗血攻心或眼閉口噤或譫語狂言困頓垂死者以琥珀黑龍丹灌之立效或黑神丹亦可

產婦敗血有衝胃衝心之辨不可混治冲心顛狂作亂是也冲胃者飽悶嘔惡是也二者俱屬危症用藥

分晰清楚

張法皆知

肯堂之法

不可不速運則不救

王肯堂曰產後敗血有冲胃冲心冲肺三者皆屬危症用藥不可不速冲胃則嘔冲肺則喘冲心則發狂跳躍急令兩人扶住急宜童便降香沉香當歸煎湯灌下其惡血自下行新血各歸經即時安寧矣

皇甫中曰產後敗血停蓄上干於心心氣閉塞故舌强不能言語者八珍散產後內因痰氣鬱滯閉目不能語用明礬一錢爲末白滾湯冲服

此法亦佳

產後去血過多。暈悶不醒者。芎歸湯。產後虛火引血上行。血迷血悶。暈昏不知人。清魂散。如不醒。以韭菜一二斤。搗爛入壺中。沸醋傾入壺內。覆壺蓋。以壺嘴放鼻間薰之。即甦。或乾漆燒烟。令產婦嗅烟。如不醒。急掐其人中。提頂心頭髮。灌之以童便薑汁。自然甦醒。

黑龍丹　治產後一切血證。及胞衣不下危急之症。

當歸二錢　五靈脂二錢　川芎二錢　熟地二錢　良薑二錢

右藥一兩。以沙盒盛赤石脂。以紙包鹽泥封固炭火煆令通紅火候冷取開看成黑色。研細入後藥。百草霜五兩 硫黃錢半 乳香錢半 花蕊石一錢 琥珀屑一錢

後藥與前藥研極細以醋糊爲丸如彈子大每服一丸炭火煆令通紅投入老薑自然汁與童便入酒漉出烘乾研細只以此酒下

清魂散 治血迷血暈昏迷不省

澤蘭葉一兩 人參一兩 荆芥四兩 炙甘草八分 每服二錢

熱湯溫酒各半盞調服

產後血暈

問曰新產婦人有三病一者病痓二者病鬱冒三者大便秘結何謂也

師曰新產血虛多汗出喜風故令病痓亡血復汗寒多故令鬱冒亡津液則胃燥故大便難

產後血暈者氣血暴虛未得安靜血隨氣上迷亂心神故眼前生花甚者令人悶絕不知人事口噤神昏氣冷宜服清魂散即甦

有分辨

荆芥散　治產後血暈精神昏昧

荆芥一兩三錢　桃仁五錢炒　爲末滚湯下三錢如喘加杏仁甘草各三錢

婁氏曰產後下血多而暈者但昏悶煩亂而已當補血下血少而暈者乃惡露不下上搶於心則心下滿急神昏口噤絶不知人當破血行血

丹溪曰婦人產後血暈此乃虛火載血妄行漸覺昏迷以鹿角煅灰出火毒研極細末用童便煮酒灌下

即醒此物行血極妙

獨行散　治產後血暈昏迷不醒冲心悶絕五靈脂四錢一半炒一半生共研極細末溫酒調下二錢即甦

仲景曰產後鬱冒其脈微弱不能食大便反堅但頭汗出所以然者血虛而厥厥而必冒冒家欲解必大汗出以血虛下厥孤陽上出故但頭汗出所以產婦汗出者亡陰血虛陽氣獨盛故當汗出陰陽乃復大

便坚。呕而不食者。小柴胡汤和之。

产后血抢心闷如狂。喘满欲绝者。蒲黄散。恶露不尽。心腹痛。黑神散。恶露不尽。儿枕痛。当归失笑散。产后忽然口噤。语言颠倒。如见鬼状。此败血攻心。非风寒邪祟也。妙香散。或用黑龙丹。煆过酒调下。

蒲黄散　治恶露不快。血上抢心等症。

乾荷叶二钱半　甘草二钱半　丹皮二钱半　元胡二钱半　生地二钱半

挫作二剂。水煎。入密少许温服。

黑神散　治惡露不盡，胞衣不下，腹痛不止

黑豆炒半升　熟地四兩　當歸四兩　肉桂四兩　乾薑炒四兩　生蒲黃四兩　炙甘草四兩　炒白芍四兩　共爲末，每服二錢，童便、酒各半盞調服

當歸失笑散　治產後心腹絞痛欲死及兒枕作疼

當歸五錢　炒蒲黃五錢　五靈脂五錢　共爲末，每服二錢，醋調熬成膏子，白滚湯下

妙香散

麝香一錢研 遠志肉一兩去心 黃芪一兩 人參五錢 茯苓一兩 茯神一兩 桔梗五錢 甘草五錢 木香二錢煨 硃砂三錢 淮山藥一兩薑汁炒 共爲末每服二錢開水調服

滑胎散 治坐草太早。努力過多。以致難產。

滑石六錢 冬葵子五錢 甘草二錢 爲末每服二錢酒下

神應散 治橫生逆產。胞漿先破。此藥如魚得水。

白芷一兩 百草霜一兩 爲末童便酒調下三錢

牛膝湯 治胞衣不下。臍腹堅痛。服此爛下。

牛膝四兩　瞿麥四兩　當歸三兩　通草六兩　滑石八兩　葵子五兩

水九升煎至三升三次服

黃芪湯　治產後去血過多。自汗不止。

炙黃芪二錢　白朮一錢炒　防風一錢　熟地二錢　牡蠣錢半煅研

茯苓一錢　麥冬五分　甘草五分　大棗二枚水煎服

茯神散　治產後心虛怔忡不定神思不清。

人參一錢　茯神八分　甘草一錢　山藥一錢　當歸一錢　肉桂五分

遠志肉一錢　生薑五錢　大棗二枚水煎服

當歸羊肉湯　治產後寒熱自汗肢體疼痛名曰蓐勞諸藥無效者

當歸七錢　人參七錢　黄芪一兩　生薑五錢　羊肉一斤　煮汁五大碗入藥煎四碗作六服

腹痛下血胃虚嘔逆砂仁二錢炒研末酒調下或佛手散

產後血虛發熱歌

產下嬰兒血氣空，絲毫觸犯便傷營，倏然致疾如山重，不與尋常一樣同。去血過多因發熱，炮薑參朮與川芎。陰陽作熱心煩悶，自汗黃芪可奏功。惡心嘔逆傷脾胃，抵聖湯醫腹脅膨，歸芪止汗除身熱，不愈當歸取效崇。風中愈風湯立驗，茯神散子治怔忡。諸風痠痺筋搐搦，時世名醫認血風。乍見兒神由血耗，調經散服起疲癃。中風口噤牙關閉，拘攣身張似角弓。

此是血虚筋痪瘫，举轻古拜配归芎。产后经来因适断，感于异症在其中。手牵足搐牙关紧，昏冒柴胡视听聪。阴虚发热增寒證，昼日清明夜觉凶。加增四物神功大，一服能令病脱躬。胞中误损成淋症，参术煎膏溲自通。浮肿必须分水道，忧思郁结在宽胸。痢初化滞香连芍，积久须当用胃风。初感寒邪微发表，热邪不解用黄龙。燥烦实热芩连理，渴甚人参白虎从。热泄柴芩除半夏，便难议与大柴攻。汗多表弱宜行桂裏弱中虛用理中發表內攻須耑補勿行猛浪內傷營小便淋漓行時痛但用茅根可治癃泄瀉胃苓湯可用寒加肉果桂薑同。若因熱瀉并腸垢薑炒黃連佐木通

夫產後氣血大損即易產力壯者尚有感疾爲終身之患產母不可恃健不行保重勞碌以損其營多食以傷其胃外感六淫之邪內受七情之氣爲患莫測古云產後勿犯絲毫感病重於山岳信夫或惡露未。

淨而發熱作疼。真元不復而瘦贏爲勞。比比皆然也。

故產後諸疾先以大補氣血。縱有他疾以末治之。或欲祛邪必兼補劑殊爲切當。若以峻劑攻之。再損氣血危可立待。或惡露當去者亦須急去。故生新温養爲主斯得其正也。

舉輕古拜散　治產後中風

荆芥穗炒燥　爲末每服二錢豆淋湯調服

見到語

産後脈

脈經曰婦人新生乳子脈沉滑小者生實大弦急者死又曰婦人生産之後寸口脈弦疾不調者死沉細附骨不絶者生婦人産後因中風傷寒熱病喘鳴而肩息脈實而浮緩者生小緊者死

丹溪曰胎前脈細小産後脈洪大皆死症也又曰産前當洪數既産而洪數如故安得不死脈經曰産後緩滑沉細皆宜實大堅牢濇疾俱危

產後蓐勞

婦人新產後自汗肢體酸疼虛眩無力者名曰蓐勞當歸羊肉湯產後氣血大虧失於調理自汗發熱虛羸飲食不化時欬發渴者人參鱉甲散發寒熱石子湯

鄭艮棟曰產後蓐勞虛損頭痛氣短小腹脹痛而寒熱者增損柴胡湯主之

葉盛公曰產後蓐勞緣生產久坐多語運動用力致

頭目四肢疼痛寒熱如瘧宜白茯苓散

人參鱉甲散　治產後蓐勞寒熱如瘧

鱉甲炙一兩　人參五錢　肉桂五錢　桑寄生五錢　當歸五錢　茯苓五錢　白芍五錢　大熟地五錢　桃仁五錢　麥冬五錢　續斷五錢　牛膝一兩五錢　黄芪炙一兩　共爲末猪腎一對去膜生薑一片水二盞棗三枚煎至一盞入前末藥二錢葱白三寸烏梅半個荆芥五穗再煎數沸去渣空心服

石子湯　治產後虛羸寒熱自汗氣促等症

猪腰子一對去膜竹刀切碎　香薷二兩　葱白一兩　白芍二兩　右藥分作兩貼，每用水三升半，匀三服。

白茯苓散

茯苓一兩　當歸　川芎　白芍　肉桂　黄芪　人參各五錢　熟地一兩

先以水二盞煮猪腎，再加薑二片、棗三枚，入藥五錢，去渣溫三服。

增損柴胡湯

柴胡　半夏　人參　川芎　橘紅　甘草

水煎服。

抵聖湯　治產後惡露不行敗血入於脾胃

赤芍一錢　半夏一錢　澤蘭一錢　陳皮一錢　人参一錢　甘草七分

薑三片水煎服

產後胞衣不下。為血入胞中。上冲心胸。氣血脹悶。不出欲死。必須逐其血。用紅花茜草酒煎服。或朴硝散。甚則奪命丹。如再不下。臍堅脹急痛欲死者。牛膝湯。

妊娠努力。及跌蹼傷胎。腰腹疼痛。或胎上搶心去血。

此法最穩

膠艾丸或從高墜下或努力舉重物所壓觸傷胎氣腹痛下血胃虛嘔逆砂仁二錢炒爲末酒調下或佛手散

胞衣先破之由有二或因母體素弱氣血兩虛胞衣故薄兒身轉動隨觸而破有因兒未轉動坐草或早用力過多以致胞破如已破久則血水乾產路遂澁兒難下也急用大劑加味芎歸湯加熟蜜一兩助氣而兼潤滑自當兒即順下

婁全善曰胞衣不下惟花蕊散取效獨妙若鄉居藥肆倉卒無之今採得胡氏一法甚妙產訖胞衣不下稍久則血流胞中為血所脹上冲心胸喘急疼痛必致危篤若有此患宜急斷臍帶以少物繫帶必用力牢固繫之然後截斷使其子血不流入胞中則胞衣自當痿縮而下縱淹延數日亦不能有害惟以產母心懷安泰終自可下累試有驗

花蕊散治產後敗血不盡血迷血暈惡阻敗血奔心

胎死腹中胞衣不下。至死者。但心頭稍暖。急以童便調一錢服之。取下惡血。或如猪肝。產婦從此可無血氣血風之症矣。如膈上有血。亦化爲黃水。即口中吐出。或從小便下也。

牛膝湯

牛膝　瞿麥各四兩　當歸三兩　通草六兩　滑石八兩　葵子五兩

右藥咬咀爲末。以水九升。煎至三升。分爲三服

女科切要卷之七

海虞吳道源本立纂輯
同里　王式金聲谷評定
　　　劉文思庭輝參訂
男　朝棟治平　較

產後虛渴

產後血熱心煩口燥者。涼血飲。虛煩而渴者。生脈散。

羔產後虛渴氣少脚弱。頭目眩暈。飲食無味。熟地黃湯或四物加麥冬花粉。

涼血飲　治產後虛煩發渴

黃芩二錢酒炒　赤芍二錢　川芎二錢　甘草一錢　荊芥二錢　花粉二錢

生地二錢　麥冬二錢　右藥分作二服每服加竹葉七片燈心二十莖水煎

生脈散　生津止渴

人參　麥冬　五味　水煎服

熟地黃湯

人參四錢 甘草一錢 花粉六錢 麥冬三錢 熟地五錢 分作二服元米一撮薑棗煎服

產後敗血停蓄五藏。循經流入四肢化爲水。因成虛浮腫者。調經散。產後氣血大虛。肢體浮腫者。不可遍利其水。宜大補氣血。四君子湯。加蒼朮。

調經散

當歸一兩 赤芍一兩 肉桂一兩 沒藥一錢 琥珀一錢 麝香五分

細辛五分 炙甘草二錢 共爲細末每服五分入薑汁少

許酒調下

薛古愚曰產後發熱因去血過多則血虛血虛則陰虛陰虛則生內熱心胸悶煩氣短頭疼眩亂骨節酸疼晡時轉甚與大病後虛煩悶相類者宜人參當歸散主之如血虛生熱而自汗者逍遙散若產後臍下發熱非熟地不能治若產後發熱不已必用炒黑乾薑薛見丹溪治產後日晡發熱轉甚非柴胡不能治若外皮熱而內不熱者及兩足覺冷者此胃風也宜

芎蘇飲

產後寒熱、惡露未淨、停住胞絡而發熱者、仍以行血爲主、小腹痛者是也、輕則四烏湯、重則醋留散、或以吐瀉五積散、有食加消導藥、惡露淨者小腹不痛是也。

若產後因下血過多而忽發寒熱者、此因營衛虛損陰陽不和也、宜加減四物湯。

初產有作乳者、有產下而不肯乳汁者、彭上俱致發熱但此症與惡露未淨停胞絡而發熱者相似而實不同宜細細辨之小腹痛者惡露停蓄也不宜服加減四物湯若小腹不痛者陰陽不和也宜服之若往來寒熱小柴胡湯主之寒熱而盜汗如雨者麥煎散主之

皇甫中曰產後血虛發熱頭痛自汗心煩氣短者人參當歸散產後陰虛氣血不足而發熱日輕夜重而惡寒者四物湯加炮薑微熱加茯苓產後蒸乳發熱

者用四物加黄芪人参白术花粉

人参當歸湯

熟地一兩 人参一兩 當歸一兩 麥冬一兩 肉桂一兩 白芍炒一兩

每服五錢加薑竹葉煎服

產後諸風痿弱筋攣無力者血風湯產後氣弱汗多風搏之而成痓口噤角弓反張脊强汗出不止者難治大聖散加川芎黄芪

血風湯

秦艽一錢 羌活一錢 防風七分 白芍一錢酒炒 大熟地二錢 白芷八分 川芎一錢 白朮一錢炒 歸身一錢半 炙黃芪一錢半 茯苓一錢 半夏一錢 水煎服

大聖散 治產後因驚而發心神不定怔忡恍惚

川芎一兩 黃芪一兩蜜炙 當歸一兩 木香一兩 人參一兩 甘草一兩 茯神一兩 麥冬一兩

右藥搗爲末每服七錢薑三片水二盞煎至八分空心服

産後血少怔忡恍惚驚悸睡不安寧者益榮湯或養心湯寧志丸產後心恍惚者茯苓散

益榮湯

當歸一錢半 黃芪一錢炙 遠志一錢 棗仁一錢炒 柏子仁一錢炒 茯神一錢 人參一錢 白芍八分炒 甘草三分炙 紫石英八分

薑三片水煎服

養心湯 治產後心虛血少恍惚驚悸不安

黃芪五錢 茯神五錢 遠志肉五錢 當歸五錢 人參二錢 半夏曲

川芎各五錢　棗仁二錢半炒　肉桂二錢半　五味三錢　栢子仁二錢

甘草四錢半炙

右爲粗末每服三錢加薑三片水

煎服

茯苓散

人參一錢　甘草一錢　山藥一錢　當歸一錢　遠志肉一錢　茯苓一錢

桂心一錢　麥冬一錢　大棗三枚水煎服

產後中風口噤不省人事牙關口閉手足瘛瘲者舉

輕古拜散。產後血大脫。損經絡。空虛。勞碌太早。風邪乘虛而入者。小續命湯、或愈風湯。中風角弓反張。涎潮湧出，大豆子湯。

小續命湯

麻黃一錢 人參一錢 黃芩一錢 白芍一錢炒 川芎一錢 甘草八分

杏仁十四粒 防己一錢 肉桂七分 附子一錢製 水煎服

大豆子湯

大黑豆三升炒令焦黑候烟起以好酒三升沃之入瓶內水貯聽用 每用此酒半升入獨活五錢同煎十沸溫服

瑤按逐要詳

虛實[illegible][illegible]分明

產後血暈與氣脫宜分別治之

血暈是實證逐瘀為主此因惡露不行惡血冲心而心下滿急神昏口噤不省人事者切勿放倒急與生化湯失笑丹或佛手散

氣脫是虛證補正為主此因平素虛弱臨產用力勞傷去血過多亦致昏暈不醒微虛者少煩即甦大虛者血竭即死但察其面白口開自汗手足冷厥六脈微極是氣脫症也生死判於頃刻勿令放倒令一人

挽住頭髮。急與大劑參歸附子等回其陽。或增損四物湯。煎濃徐徐灌之。但能下咽。即可得生。若誤認血暈。而以行血藥投之。益速其斃也。治宜細心詳究。

產後陰虛血耗。四物湯加炮薑。產後去血過多。陰虛而致內熱煩燥。呼吸氣短。頭痛悶亂。骨節煩疼。人參當歸散。陰虛發熱者。小柴胡湯去半夏。加花粉。

人參當歸散

人參一兩 當歸一兩 肉桂一兩 熟地一兩 每服五錢加竹

藥生薑煎服

小柴胡湯

人參　花粉　黄芩　柴胡　甘草　加薑水煎

產後瘧疾。宜分別施治。有寒熱相兼。有熱多寒少。草果飲子。或青皮飲。寒多養胃湯。或四獸飲之類。

草果飲

草果一錢　川芎一錢　紫蘇一錢　白芷一錢　良薑七分　甘草八分　陳皮八分　青皮一錢　水煎

四獸飲

人參一錢 白朮炒一錢 陳皮一錢二分 茯苓一錢二分 甘草五分

草果八分 烏梅三個 半夏六分 加薑棗水煎服

勝金丹

常山酒蒸四兩 尖檳榔一兩 共爲末醋糊丸未發時先

吞三十丸至五更再吞十五丸溫酒送下丸如菉

豆大發時切不可服。

養胃湯見胎前

產後血氣大虧，縱有寒，不可大發汗，芎歸湯加人參蘇葉葛根，微汗之，故鄭氏只用帶鬚葱煎湯服，如熱不止，黃龍湯加芎歸，大熱不得已，加知母黃連，可攻可溫者，臨時斟酌，不可妄投峻劑，耗損真元也，慎之

産後泄瀉

産後泄瀉，小便不利而瀉，此陰陽不分之故，宜胃苓湯。腹痛是食積，宜加消食藥。惡露不行，宜行血。若外感風寒而內傷飲食者，宜養胃湯。惡露已淨，不必活血。如未淨，加歸尾、桃仁之類。如久瀉不止，養胃湯加肉桂、肉果。如挾寒腹痛腸鳴，小水清白，不渴，口不渴，加肉果、炒白芍。如熱瀉腸垢，口渴，時痛時瀉，火也，宜薑炒黃連、木通。或瀉或不瀉，或多或少者，痰也。肯堂

云產後瀉利不可泥治以補脾爲主如白朮茯苓神麴甘草陳皮之類兼以消食理氣之劑

君苓湯

白朮炒二錢　茯苓二錢　猪苓一錢　澤瀉一錢　水煎服

胃苓湯　卽君苓湯加平胃散

產後敗血凝聚氣上冲心作痛大嚴蜜湯七情相干血與氣併心痛元胡索湯敗血攻心腹痛失笑散寒邪腹痛理中湯

大巖蜜湯　治氣上冲心

當歸一錢　獨活一錢　乾薑一錢　熟地一錢　甘草五分　北細辛七分

吳萸一錢　肉桂一錢　遠志一錢　白芍一錢　水煎服

元胡索湯　治心腹痛

元胡一錢　當歸一錢　白芍一錢炒　厚朴一錢薑炒　文朮一錢煨

三稜一錢煨　川練子一錢　木香一錢　川芎一錢二分　桔梗一錢二分

檳榔一錢　黃芩八分　甘草七分　水煎服

失笑散　治胃脘痛

蒲黃 五靈脂

產後咳嗽而惡露未盡。二陳四物加活血藥。已淨。知母茯苓湯。或發熱。八物加黃柏知母少許。或傷風咳嗽而痰多者。其治法載傷風條下。有惡露上攻。肺經受邪咳嗽。二母散。血風感寒熱濕氣。咳嗽痰涎坐臥不安。四陰煎。有外感者。參蘇飲。

二母散 治惡露上攻而嗽

知母一兩 貝母一兩 人參八錢 茯苓八錢 桃仁十九粒研 杏仁十九

粒研每服七錢煎至八分細細呷下

四陰煎　保肺清金

生地三錢　麥冬二錢　白芍二錢　百合二錢　沙參二錢　生甘草一錢

茯苓錢半　水煎服　夜熱盜汗加地骨皮痰多加

川貝

產後鬱冒。由胃弱不實。多汗故也。血虛必厥。厥必鬱

冒。白薇湯。產後三疾。鬱冒則多汗。汗多則大便秘結。

此皆去血過多。難以藥治。蘇麻粥主之。

白薇湯　治汗多

白薇三錢　當歸三錢　人參錢半　甘草七分　水煎服

蘇麻粥　潤腸

蘇子麻仁不拘多少研爛取汁煮粥食之

產後熱悶。氣上冲逆。轉爲脚氣。小續命湯。去麻黃石膏附子。由平素感受風寒暑濕燥火之氣。因產後血氣不足。遂襲於足經。因乘虛而發者。獨活寄生湯。

獨活寄生湯

獨活一錢 桑寄生八分 杜仲一錢 牛膝一錢 細辛七分 秦艽一錢 白茯苓一錢 白芍一錢酒炒 肉桂六分 川芎八分 防風七分 人參八分 炙甘草七分 熟地一錢 當歸一錢 共爲粗末水煎服

產後遍身疼痛。因早勞動行走致氣血升降失常。留滯於關節間。筋脈牽引。或手足拘攣。不能伸屈。故遍身肢節作疼宜趁痛散惡露不淨。流於遍身肢節。腰脚關節等處作痛。宜如神湯。

趁痛散 治敗血流經

當歸一錢　肉桂八分　白朮一錢炒　牛膝一錢　黃芪一錢　獨活八分

薤白一錢　葱三片　寄生一錢　水煎服

如神湯　治肢節疼痛

厚朴一錢炒　半夏六分　枳殼七分炒　白芍八分炒　木香六分

肉桂六分　陳皮六分　茯苓六分　人參六分　甘草五分　蒼朮一錢炒

茴香一錢炒　香附七分醋炒　桔梗八分　乾薑六分　川芎七分　當歸一錢　白芷八分　木瓜六分　桃仁六分　水煎服

產後氣喘、由營血暴竭。氣無所主。獨發於肺。故至喘急也此孤陽絕陰難以治療十死一生之證也若敗血停滯上逆於肺作喘者奪命丹主之鄭氏謂產後發喘最爲危險經曰諸喘皆凶然此亦當視其有痰無痰痰之多少以斷其吉凶若痰壅盛而喘痰聲必大作此痰犯肺金肺不寧也法當豁痰其喘自定其喘猶可救全覆花湯主之惡露未盡者加生薑自然汁及行血消食藥已淨而小腹不痛者加片芩服之若不咳而喘者此謂肺火所迫乃真喘也證多不治

治法清正

外用

不必下藥

產後發呃此症不宜見之新產須辨症施治如惡露未淨者多是血迷上冲所致當服行血之藥已淨而呃者多因受寒也法當順氣調脾如紫蘇飲之類

產後嘔惡胃氣不化也惡露未行者二陳四物加減活血藥若已行者不必活血若胸滿而嘔逆者食也宜消導之如飲食入胃而即嘔者火也納穀少頃嘔出者胃寒也宜白蔻丁香之類治之

產後吞酸者少見或因病久脾胃虛弱致有此患耳如惡露淨後二陳湯或四物湯加薑汁炒黄連吴茱萸之類

產後噤口不語乃敗血裹迷心竅所致不須恐怖但服八珍散一月自安亦有痰迷心竅者二陳四物加竹瀝薑汁甚妙如產後着風不語小續命湯主之加薑汁其法最穩而取效亦速

產後頭痛有氣血虛弱痰厥着寒着風之不同不可

一例而施治。氣血虛弱者。四物湯。痰厥者。二陳湯。着寒、着風者。芎蘇飲。隨症加減。有產後感於異症。手足牽搐。咬牙頭痛昏冒。先服四物。後服秦芃丸。

芎蘇飲

川芎　蘇葉　枳殼　前胡　葛根　木香

桔梗　甘草　陳皮　半夏　薑三片水煎服

秦芃丸

川芎　當歸　秦芃　荊芥　共爲末醋糊丸每

服四錢。

産後胞損。血水淋漓。茅根湯。敗血不止。淋漓不休。烏金散。血不止。久而四肢乏力沉困。牡蠣散。或産時穩婆誤損其尿胞。以致日夜淋漓者。參术膏主之。

茅根湯

茅根二錢 瞿麥半錢 葵子二錢 茯苓半錢 人參一錢 蒲黃一錢

桃膠一錢 滑石半錢 半夏三分 石膏一錢 紫貝一箇燒 燈心 薑

水煎服

烏金散

麒麟竭一兩 百草霜一兩 元胡一兩 當歸一兩 男髮灰一兩 鯉魚鱗一兩 肉桂一兩 赤芍一兩 松墨醋炒煅一兩 爲末每服二錢空心酒下

牡蠣散

牡蠣粉二錢 川芎一錢 茯苓一錢 熟地一錢 龍骨二錢 續斷一錢 當歸一錢 艾葉一錢酒炒 人參一錢 五味十粒 地榆一錢 甘草五分 薑三片大棗二枚水煎服

參术膏

人參一斤白术一斤煎成膏子每用三錢白湯下

產後小水不通四物湯去生地加赤苓木通叉法用炒鹽一撮麝香少許拌勻塡產婦臍內外以葱頭十餘莖縛作一束切片如餅子樣須手指厚先將鹽麝二物納臍中後將葱餅加於其上用艾炷與葱餅一樣大灸之待熱氣入腹方止其小便自通矣

有大小便俱閉而惡露不行者服行血藥惡露已淨

用四物湯。黃芩山梔枳殼木通赤苓之類。如惡露不行大便瀉而小便閉者但可服五苓散。加行血藥如赤芍紅花元胡索等類。不可服胃苓湯蓋蒼朮厚朴能止血故也。

產後氣消血敗。營衛不理散亂。流入諸經。不得還元。故口鼻黑氣起。及變鼻衄因產後虛極變爲此症則胃絕肺敗。多至不救。用犀角地黃湯。或可挽回百一。

犀角　生地　白芍　丹皮　水煎服

女科切要卷之八

海虞吳道源本立纂輯
同里王式金聲谷評定
劉文思庭輝參訂
男朝棟治平較

產後無乳

婁氏曰累經產而無乳汁者亡津液故也須服滋補之藥以動之若雖有乳汁而又不甚多者須服通經

之藥以動之仍羨矐引之蓋婦人之乳資於衝脈與胃經通故也大抵婦人素有疾在衝任經者乳汁少而其色帶黃所食之子怯弱多病

又曰乳汁不行有氣血盛而壅閉不行者有氣血弱澀而不行者虛當補之實當疎之疏用通草漏蘆土瓜之類補用鍾乳粉猪蹄鯽魚之屬

雲臺立效方

元米半合 蒿苣子半合 生甘草五錢 右煎汁一升去渣分

作三服乳汁立下

湧泉散　治婦人乳汁絶少

瞿麥穗　麥冬　龍骨　山甲炙　王不留行

右爲細末每服一錢熱酒調下後服猪蹄湯再用

油木梳於左右乳上各梳二三十梳每日三服

胎前乳汁自出者謂之乳泣又名乳注生子多不育

產後乳汁自出蓋是體虛宜服補藥以止之亦有乳

多急痛而出者溫帛熨之漏蘆散亦可

漏蘆散

漏蘆二錢半　蛇殼一條　瓜蔞十隻

爲末酒調服二錢

產後崩淋及赤白帶下者，皆因七情內傷，或下元虛弱。王叔和曰：始病血崩，久則血少，亡陽，故白滑之物下流不止，是本經血海先枯，津液消亡，乾涸不能文養筋骨。用藥之法，須以本部行經藥爲引，爲使，用辛甘油膩之物潤其枯涸，而滋益津液，以大辛熱之藥禆補陽道，生其血脈，以寒苦之物瀉其肺，以人參補

之微苦濕藥佐之以治此症之大法也

崩中者。由藏府傷損衝任二脈氣虛血虛之故。此二脈爲經脈之海。氣血之行。外循經絡。內榮藏府府因衝任二脈之氣傷虛極。不能約制厥經之血。故忽然而下。謂之崩中暴。不治當大補氣血之藥。舉養脾胃。微加提鎮墜下心火之藥。宜補心瀉火湯血自止矣。

凡淋帶之症。俱是痰積流下。滲入膀胱而成也。治宜升提。以提其氣下陷。用二陳加二术。肥人多濕痰。加半夏南星。炒黄柏川芎椿皮青黛。瘦人多火。加黄柏椿皮海石滑石蛤粉。赤白兼下。加炒蔓荆子末酒调下二钱。

冀全善曰。产后阴脱者。因产时努力太过。以致阴脱。状若脱肛。阴户挺出逼近。肿痛。举重房劳。皆能致此。清水续续。小便淋漓。用硫黄乌鲗骨各五钱。五味一分为末。敷患处。兼服参芪归草升麻等补药自愈。

凡产后阴肿。下脱内出。玉门不闭。用石灰一升炒极熱。湯二升投灰中。俟溫冷澄清。坐水中以浸玉門。斯須平復如故。

產後脇痛。乃瘀血也。左痛爲痰。右痛爲血。宜補中益氣湯。痰在左。加白芥子。瘀血在右脇。加枳殼柴胡。

產後陰癢。或腫痛。此濕熱也。宜藥湯薰洗。

荊芥　白芷　白礬　川椒　杏仁　桔梗

細辛　煎湯薰洗

產後玉門不斂。此氣血不足也。宜補中益氣湯。倍加升麻。

產後忽然下血。成片。如崩狀。此因氣血大虛。脾胃又弱。以致氣血攻於脾胃。胃氣不順。則成此症。此營衛衰敗也。當和血理氣。服四物止經湯。

熟地　白芍　當歸　川芎　柏葉　茯苓

香附　阿膠　蒲黃　白朮　棗仁　陳皮

人參　甘草

產後偶取重物致尿胞墜落在外不收此氣弱血冷移取重物。努力而致傷臟。因而墜下不收或三四月或半年一載。不能還元者。宜服收陰散。
人參　白朮　甘草　肉桂　枳殼　升麻
吳萸　沉香　加四物湯
產婦生育艱難。意欲斷產非細事也。或因生產不順。每育則鉤割。或因不正。或娼尼。等不願孕育而欲絕胎者。每以毒藥斷之。殊、不知、產、育、難、斷。而、其、受、病、更、深也智者鑒諸。

丹溪治一婦人。三十餘歲生女。二日後。產戶一物如手帕下有帕尖。因思之。此由胎前勞乏傷氣。或肝痿致此。卻喜血不甚虛。其時歲暮天寒。恐冷乾壞了急與參芪一錢。白朮五分。當歸一錢半。升麻五分三貼連服之即上。得汗遍身乃安。但下面沾席處乾者落一片。蓋脂膜也。食進能脹。診其脈皆濇左略弦。視其形瘦實。與白朮白芍各五分。陳皮一錢薑一片。連三四服遂安。

又一婦人產子後。陰戶中有一物。如合鉢狀。有兩岐。其夫求治于思之。此子宮也。必氣血虛弱而下墜也。遂用升麻黃芪大料二服與之。半日後其夫復來曰。服二貼後。覺一聲響。視之己收陰戶。訖但因經宿乾着蓆破一塊。如掌心大。粘蓆其妻在家哭泣自傷。恐損破不能復生。于思之。此非腸胃。乃糟粕也。何駭之有。肌肉破。尚可復完。若氣血充盛。可以生滿。遂用四物湯加人参與百貼三年後始復生子。

産後玉門腫痛。用海螵蛸去甲。研細末用雞子敷調塗其腫立消。

亦有産後陰痒。用蛇牀子一兩白礬二錢。煎湯頻洗。其痒自止。

産婦乳裂流脂疼痛。用秋冬繃折茄子瓦上煨灰。白蜜調敷。

産後陰戸翻出腫痛。用石灰煎湯。先薰後洗。

産後脫髮用申薑二兩薔薇根一兩。煎湯刷之。卽不脫矣。

三白丸　治婦人不生子

白芨　白歛　白茯苓　秦艽　厚朴　當歸　吳萸　人參　肉桂　乳香各四錢　爲末蜜丸如桐子大每服三十丸空心酒下

附婦人雜病諸方

眉毛脫落。

硫黃一兩研細末醋調塗眉間眉毛漸出

又方用白芥子三錢半夏三錢爲末生薑汁調搽即出

女人赤鼻

枇杷葉五錢去毛山梔五錢苦參五錢蒼朮五錢米泔浸共爲末

每服一錢五分白滾湯下其赤漸退

女白癜瘋

白附子五錢雄黃五錢共爲末薑汁調白芥蒂蘸藥擦

之其瘋漸退

女人面上赤疵。常以銀扁烘熱日日揩之久久自化。

女人髮鬢墮落

桑皮一兩 栢葉一兩 水煎七八沸去渣頻洗

婦女頭髮黃赤。用生栢葉末一升。猪脂一斤。搗爛和丸如彈子大。每用以布包一丸。投米泔中化開沐之。其髮漸黑。

婦女齒疎用蘆甘石寒水石等分。研細。每早擦之。忌用牙刷。久久自密。

女人手裂。用白菓嚼爛。夜夜塗之甚妙

女人時流清涕。用蓽撥研末吹之卽止。

婦人面黑粉滓

白石脂二兩　白斂十二兩　山柰一兩　共爲細末。雞子清調敷。夜塗旦洗。渣去面白。

女人雀斑

鷹糞五錢　山柰五錢　密陀生五錢　爲細末。將乳汁調和。夜睡擦之。一月後雀斑盡除。加蘇合四錢更妙。清早洗去。

女人脚拆

用生羊腿骨内水。將雞羽蘸之潤開拆處。久久自合。永不再發。

女人汗瘢

硫黄　雄黄　密陀生　白附子　鉛粉　滑石

光粉　各等分爲末。先將皂莢煮爛。擦後用藥末唾津和塗之。

婦人乳痒。痒不可忍。用銅綠輕粉爲末菜油調敷。其痒漸止。

女人鼻淵。用藕節川芎各等分。炒研爲末、每服二錢米飲調下。

女人腦漏不止。用胎髮一兩。將絲綿包煅存性。加入冰片麝香辛夷其爲末。吹入鼻中七八次即愈。

手足皴裂洗方

麻黃五錢　當歸五錢　苦參一兩　蛇牀子五錢　蕪荑一兩　靈仙八錢

防風五錢荊芥五錢皂莢一兩豨薟一兩煎湯薰洗

雞眼疼痛

雄雞肝一具。竹片剖露。入百草霜拌勻。濕草紙煨熟食之。雞眼軟而自脫。

女人鵝掌瘋

蕪荑一兩五棓子一兩共爲末。醋調敷。七日不可下水。聽其自脫。二次全愈。

老婦齒敗口臭。用川芎含口中即不臭

解頤脫臼不止。用生南星爲末。薑汁調敷兩頰。又一夜即止。

異授雀斑方

用頭生雞子一箇。打破頂去黃留白加大疋砂一兩研細塡入雞卵內。上用綿紙封固。貯哺雞肚下。哺之。待雞雛出取。先將肥皂打除面上油。後用前雞子清塗之。其斑漸去。一月之後。白玉無瑕。此張貴妃常用。乃西王母枕中方也。寶之。

女金丹　治婦人諸病

金華香附十五兩分作五宗每宗如法五製

三兩蓬术艾葉各一兩半米泔浸　三兩元胡川芎各一兩半煎湯浸

三兩三稜柴胡各一兩半醋浸　三兩紅花一兩半烏梅三十枚鹽水浸

三兩當歸三兩煎湯浸　春浸五日夏浸三日。秋浸七日

冬浸十日。晒乾爲末。晩米飯爲丸。如桐子大臨臥

酒下。如腹痛。加檳榔青皮各一兩半。

保產神方

當歸　川芎各一錢半　厚朴七分　枳殼三分炒　黃芩八分　艾葉八分　絲子一錢半炒　川貝一錢　羌活五分　荊芥八分　白芍一錢二分　甘草五分　孕婦六七箇月即可服加薑三片水煎

女子腋臭

用蚶子殼一對。將蜘蛛一箇塡入。紮緊丸上煆加雄黃七分。生礬七分。硫黃五分。密陀生一錢。俱煆存性。研細末。隔夜更衣。次早先將滾水洗。待乾。即本人自便調擦立驗。

又方用青木香二兩。醋浸夾於腋下。濕者。研末擦之

玉容肥皂

白元米一升 肥皂四兩去皮 花粉八兩 甘松二兩 胡桃肉八兩

白丁香一兩 葛根三兩 山柰三兩 橄欖四十二箇去核 北細辛二兩

牙皂八兩 棗肉四兩 用蒼耳子草汁。同元米飯搗和為丸。如彈子大。洗面後擦之。

脫骨湯 女子纏足少痛

杏仁二錢 桑皮四錢 朴硝五錢 乳香一錢 水煎置足於湯薰

洗十餘次。纏則不痛也。

換肌散　治婦女瘡疥久不愈。肌膚粗裂。

土茯苓　銀花　荆芥　熟地　製首烏

共爲末蜜丸

大內瘡藥方。

大風子肉二兩　冰片三分　麝香三分　細辛二錢　白芷二錢　滑石五錢　安息香五錢　芸香三錢　蘇合油三錢　川椒三錢　共爲細末。

以油核桃肉三兩。搗和爲丸。浴後擦之。

陰吹

仲景曰。陰吹者。胃氣泄。陰吹而正喧。此穀氣之實氣從溺處而泄也。治宜膏髮煎。

猪膏八兩 亂髮雞子大三枚 右二味和一處煎之髮消藥成服之病從小便出

交腸

仲景曰。交腸乃大小便易位而出也。此因醉飽房勞或大怒。氣亂。真藏氣乖。不循常度。泌别失職之所致

也。治宜五苓散。或四物湯。加海金沙木香。檳郎木通
桃仁之類。

陰疝

張子和曰。婦人脾胃虛寒。氣滯不行。攻刺心腹。痛連
胸脇。或因瘀血作痛。狀如黃瓜。在小腹兩傍橫骨端。
紋中。孰謂婦人無疝乎。治宜蟠葱散、桃仁當歸湯。

蟠葱散

青皮一兩五錢　釘皮　砂仁各一兩　三稜

檳郎各一兩　乾薑　肉桂各五錢　元胡七錢五分　蒼朮二錢

甘草一兩　右爲二劑薑棗葱煎熱服臍下冷痛加

吳萸茴香

桃仁當歸湯

桃仁二錢　歸尾　元胡各一錢半　川芎　生地

赤芍炒　吳萸　青皮醋炒一錢　丹皮八分　薑三片

水煎食前服

補遺

化氣丸　治經行腹痛

香附　青皮　陳皮　砂仁　木香

川芎　茴香　右爲末麯糊丸

異功散　調理脾胃

人參　白朮　茯苓　甘草　陳皮

水煎服

附婦人修飾

粉滓面䵟

爐甘石二兩 白歛十二兩 爲細末雞子清夜塗旦洗能白

口香辟臭

白蔻仁二錢 北細辛二錢 爲末睡時含之

唐天后澤面法 治婦女粉刺黑斑

五月五日。收帶根益母草紫花者晒乾燒灰。以商陸根擣自然汁。加好醋和搜灰作餅。炭火煅過。收之。半年方可入面擦之。能潤肌去滯蘇頌曰。唐天后鍊益母草澤面五月五日採益母根苗具者勿令着土曬乾搗爛以麪水和成丸如雞子大。再曬乾。仍作一爐四旁開竅。上下置火。安藥中央。大火燒一炊久即去大火。留小火養之。勿令火絕經一伏時出之甆器中研極細無聲收用如澡豆法。日用一方寸。每灰十兩。加水飛滑石一兩。臙脂一兩。研勺用之。一月之後。面如美玉。

太眞紅玉膏　名女人面脂

輕粉一兩　杏仁去皮一兩　滑石水飛一兩　冰片一分　麝香少許　右爲細末蒸過入冰麝再研以雞子清調勻洗面後塗之旬日膚若凝脂

悦澤面容

冬瓜仁五兩去殼　桃花四兩　白楊皮二兩　爲末米飲服方寸七日三服欲白倍加冬瓜仁欲紅倍加桃花服三十日面白如玉五十日後手足皆白一方用陳皮去白楊

皮此宫中嘗服之劑

面生痱瘖

王瓜根搗汁漿水和勻入冰片少許入夜洗面塗藥百日後肌膚柔嫩痱瘖全除

玉容散　治婦女面無光彩顏色白而不潤澤

香芷五分　肥皂一兩　細辛錢半　甘松二錢半　荆芥五錢　木賊三錢　白丁香二錢　杏仁三錢　花粉五錢　蕤仁五錢　藿香葉三錢　天虫五錢　山柰錢半　陀僧五錢　元明粉三錢　輕粉二錢　硫黃一錢　鉛粉一兩　蘇合

油五錢後入冰片一錢右藥共爲細末臨睡吐津調勻搽面過夜次日清早用煮酒一盃冲熱水洗去再拍玉容粉

玉容香粉

白果洛一升去殼打汁杏洛一兩去皮打汁上甘石一兩水飛研滑石水飛三兩元寸二分蘇合油五錢冰片四分上鉛粉一兩去鉛右藥研極細末用泉水漂去黃水後入冰片麝香蘇合油加珍珠末五分再以胭脂水調和收貯臨用加白蜜少許

旬日之後面白如脂夫婦不相識也

女人雀斑

肥皂四兩去核 甘松一錢 山柰一錢 細辛一錢 白芷一錢 丁香一錢 鷹糞五錢 右爲末棗肉爲丸洗面後用藥擦之其雀斑漸除再以玉容香粉拍之則白而嫩亮光彩射人

久服身香

桂心 冬瓜仁 松樹皮 爲末棗肉爲丸久服遍身香氣透鼻

洗面擦藥

櫻桃皮 雀卵 紫背浮萍 牙皂 白梅肉 研細和勻日日洗面擦之肌膚漸嫩

玉容肥皂

白元米一升 肥皂四兩去皮核 天花粉八兩 滑石三兩 胡桃肉八兩 粉葛三兩 白丁香一兩 眞粉三兩 橄欖四十箇去核 北細辛二兩 牙皂八兩 棗肉四兩 蒼耳草搗汁同元米飯和搗爲丸如彈子大洗面後擦之

四精膏　治婦人身澀不滑

人乳　象精　白蜜　藕汁　各等分熬膏加蘇合油調勻浴後滿身塗之一月之內遍體嫩滑香潤此宮中日用之方也

面脂手膏

羊乳三斤　羊胰子三副　搗和每夜洗面塗之清早洗去一月之後手嫩面澤

面體黧黑

羖羊脛骨一條爲末雞子清調敷以米泔水洗之夜塗旦洗三日如素

面粗皮皯

胰子五具蕪菁子二兩杏仁一兩花粉一兩醇酒浸之夜塗旦洗每日用之老者返少少者嫩白

令面光澤

母猪蹄一具煮汁如膏夜塗旦洗婦老漸嫩如少

女人面上瘢痕

白蒺藜一兩　山梔一兩　爲末醋調夜塗旦洗疤痕漸脱

面黑令白

冬瓜一箇用竹刀去皮切片勿經鐵器酒一升半煮爛去渣熬成膏夜塗旦洗肌膚漸白

女科切要終

珍本医籍影校丛刊
第一辑

《女科切要》校注

清·吴道源◎著
卜俊成——校注

山西出版传媒集团　山西科学技术出版社

图书在版编目（CIP）数据

《女科切要》校注 / 卜俊成校注 .— 太原 : 山西科学技术出版社 , 2024.1

ISBN 978-7-5377-6312-7

Ⅰ . ①女… Ⅱ . ①卜… Ⅲ . ①中医妇科学—中国—清代 Ⅳ . ① R271.1

中国国家版本馆 CIP 数据核字（2023）第 174099 号

《女科切要》校注

NVKE QIEYAO JIAOZHU

出 版 人　阎文凯
著　　者　清 · 吴道源
校　　注　卜俊成
策划编辑　杨兴华
责任编辑　翟　昕
助理编辑　文世虹
封面设计　吕雁军

出版发行　山西出版传媒集团 · 山西科学技术出版社
　　　　　地址：太原市建设南路 21 号　邮编：030012
编辑部电话　0351-4922078
发行部电话　0351-4922121
经　　销　各地新华书店
印　　刷　山西基因包装印刷科技股份有限公司

开　　本　880mm × 1230mm　1/32
印　　张　15
字　　数　260 千字
版　　次　2024 年 1 月第 1 版
印　　次　2024 年 1 月山西第 1 次印刷
书　　号　ISBN 978-7-5377-6312-7
定　　价　78.00 元

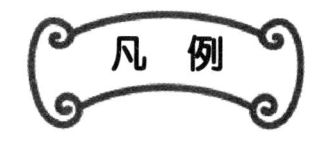

凡例

一、选书及其归类原则

《珍本医籍影校丛刊（第一辑）》收录了5本临床实用价值较高的中医古籍善本，包括《女科切要》《儿科醒》《妇科秘方》《疫疹一得》《韩氏医通》。其中《女科切要》以乾隆癸巳年吴道源家刻本为底本，以《黄帝内经》《伤寒论》《金匮要略》等书为他校本；《儿科醒》以中国书店影印上海千顷堂书局本为底本，以《黄帝内经》《伤寒论》《保婴撮要》等书为他校本；《妇科秘方》以清·同治丙寅杜文澜、勒方锜辑录梅氏传本重刻本为底本，以《黄帝内经》《伤寒论》《金匮要略》等书为他校本；《疫疹一得》以道光延庆堂刻本为底本，上海千顷堂书局本为校本；《韩氏医通》以乾隆五十九年修敬堂重刊本为底本，光绪十七年儒雅堂重刻本为校本。

全部著作收入原则：时间为1911年之前；内容富有特色，对中医学术及临床有实用价值；刊印稀少。收入的所有著作均为全书，每本分为校注和影印两部分，校注部分以尊重原著、尽量保持原貌为原则，对底本进行了标点、校勘和注释，影印部分原版影印了底本，以便于医家著作留存，供学者、读者等研究。

二、各部组成安排

每本书均有“校注说明”，对本书的校注方法作出明确的说明。收录的各书均予以校勘，除原书序言、目录、正文之外，另设“主要内容”与“原书作者及本书内容和学术价值简介”两项内容。

各子目书前的“主要内容”，简要介绍了该书的内容特色。其后的“原书作者及本书内容和学术价值简介”，尽可能地介绍该书的朝代、作者、书名、成书年代、版本传承情况，扼要点明本书的性质和主要特点，并说明本次校点选取底本与参校本的相关情况。

三、内文排版原则

祖国医学素有“注而不述”“以注代述”的传统，历代医家往往通过注解前人著作的方式来阐述自己的观点。为便于读者阅读，区分不同来源的文字，排版时将引述经文或作者原文排为大字宋体，作者注文排为小字楷体；重订者或注解者的按语、注文亦排为小字楷体，如有两种并存，则按成文先后顺序分别采用大字、小字；眉批或旁注据文义插入相应正文之后，排为仿宋体，前后用鱼尾括号【】括注以为标记。

本丛书有大量影印底本的图片，均采用原图修饰后配入。

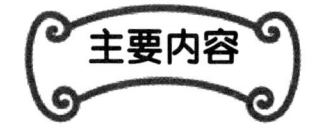

主要内容

《〈女科切要〉校注》为对清代医家吴道源诊治女科疾病主要经验的整理、校勘和注释，共八卷，分为校注和初刻本影印两部分。全书较为完备地论述了女科月经病、常见病、妊娠病、产后病和女科杂症的论治。其中，原书作者吴道源汇集了历代医家诊治女科疾病的代表性医论、精要观点和有效方剂，重视张仲景《伤寒论》和《金匮要略》中经方的应用，总结了其自身在临床中对女科疾病的诊治经验。并提出调经以理气为先，分清虚实；安胎以乐意为本，辨因治病；产后以大补为主，忌伐生气等观点、学说。全书论述精简，内容丰富，方全法备，独具特色，适于临床应用；对中医妇科临床、科研，以及高等中医药院校师生和广大中医爱好者深入了解清代医家关于女科疾病的诊治特点和学习运用中医药诊治妇产科疾病，具有重要的研究和参考价值。

原书作者及本书内容和学术价值简介

一、原书作者生平

吴道源（1698—1775年），字本立，清代海虞（今江苏省常熟市梅李镇）人，其“幼殚精举业，亦究心岐黄，缘历试不遇”（《女科切要》自序），在熟读《黄帝内经》《伤寒论》《金匮要略》等历代医家医学著作的同时，师从当地名医陈天锡精心学习医道，后“以方药应世”（《女科切要》自序）。

吴道源精通中医内科，每遇沉疴顽疾奇症，遣方用药多能奏效，于是求诊者常比肩接踵。乾隆三十三年（1768年），海虞地区流行疫痢，吴道源在悉心救治病人的同时，还目睹了其他“治者罔知折衷”（《痢证汇参》自序），庶民因失于调治而夭亡甚众的惨状。因此，当时已年至古稀，信奉并毕生践行“医乃仁术”的他，摘引、载述“金元四大家”，宋代成无己、严用和，明代戴元礼、孙一奎、缪仲淳、赵献可、张介宾、喻昌、李中梓，清代程钟龄、张石顽等医家论述痢证的医论和医著精语70余种，汇集医家们论治痢证的方剂270多首，结合自己临证经验，编撰而成十卷本的论治痢证专著《痢证汇参》，于乾隆癸巳年（1773年）刊印，广受医界好评。

吴道源还擅长诊治女科疾病。因囿于社会时代发展所限，他深感因“女病倍于男子，而更多不可名言之隐”“女科益难从事焉”（《女科切要》自序）。于是在编撰的著作《痢证汇参》刊竣后，吴道源便将“平日所辑前哲要语，分门别类，汇为一帙”，编撰而成八卷本的《女科切要》。该书编撰完毕后，在“四方君子称评，劝授梓人”（《女科切要》自序）的催促下，于同年乾隆癸巳年刊印。同乡名医王式金对于《女科切要》的编撰和刊印给予高度评价，其在为《女科切要》撰写的序言中先后写道：“吴公《痢证汇参》一书刊竣后，复以《女科切要》数卷示余，谓此亦平时所纂辑者也，其为我酌定之。余展读一过，深叹吴公用功者深，而救世之心益切也”“兹《切要》所载，其约而达，简而精者乎”“劝之付梓，用以传世，即用以济世。”

关于吴道源医术的传承情况，王天如曾在1990年常熟市政协文史资料委员会编印的《常熟文史资料辑存》（第十七辑）中撰文称：“吴道源有子曰朝栋，传其术；至清光绪间，其裔孙吴霭如以女科名于乡；霭如有子曰元相，时当戊戌政变之后，废科举，兴洋务，乃入学堂读书，从此离开梅李，转就他业，吴氏世医随废。”

二、本书内容与特色

（一）本书内容

《女科切要》共分八卷。其中，卷之一论述了调经门、经水先期而来、经水过期而来、经行腹痛和血风5类常见月经病的诊治要点和方法。卷之二论述了血崩、便浊、白淫、淋证、白带等9类常见女科病的诊治要点和方法。卷之三论述了广嗣论、胎前门、逐月胎形论、妊娠调护法、安胎、小产正产6类孕前及妊娠、安胎的注意事项和相关疾病的诊治要点和方法。卷之四论述了妊娠中风、妊娠伤寒、妊娠跌仆、妊娠心腹痛、胁肋痛等9类妊娠病的诊治要点和方法。卷之五论述了难产、盘肠生、踏莲花生、横生、儿捧母心、胞衣不下、交骨不开、难产缩胎法8类分娩时相关疾病的诊治要点和方法，以及总结了临产歌、载述了北宋医家杨子建撰述的《十产论》等临产的要诀及注意事项。卷之六论述了产后门、败血冲心、产后血晕、产后郁冒、产后如狂喘满、血虚发热、气血大损病等12类产后病的诊治要点和方法。卷之七论述了产后虚渴、产后浮肿、产后发热、初产作乳、产后风痿、产后怔忡、产后中风、血晕气脱、产后阴虚、产后疟疾、产后伤风等25类产后病的诊治要点和方法。卷之八论述了产后无乳、产后崩淋带下、产后阴脱、产后玉门肿痛、产后胁痛、产后阴痒、产后下血成片、产后尿胞坠下8类产后病的诊治要点和方法，以及绝产不育和妇女杂症诊治方法；同时附录了眉毛脱落、女人赤鼻、女白癜疯、女人面上赤疵、女人发鬓堕落、妇女头发黄赤、妇女齿疏、女人手裂、女人时流清涕、妇人面黑粉滓等32类妇人杂病方剂；补遗了化气丸、异功散两种方剂；附录了粉滓面䵟、口香辟臭、唐天后泽面法、太真红玉膏、悦泽面容、面生痱痦、玉容散、玉容香粉、女人雀斑、久服身香等19种女人修饰美容的方剂和方法。

（二）本书特色

1.医论宗于前贤，汇集历代效方。吴道源在《女科切要》中较为完备地论述了女科月经病、常见病、妊娠病、产后病和女科杂症的论治，医论精辟，医法简便、效捷、实用。书中所述女科各种疾病诊治的要点和诊治经验，并非吴道源一家之言，而是其在广泛融汇汉代张仲景，魏晋王叔和，南朝褚澄，隋代巢元方，宋代薛古愚、娄全善，金元李东垣、朱丹溪、张元素，明代俞桥、郑文康、皇甫中、张三锡，清代陈天锡、叶盛等历代医家，以及《黄帝内经素问》《伤寒论》《金匮要略》《脉经》《诸病源候论》《保命集》《广嗣要略》《保元论》《圣济总录》《大全方论》《千金方》《达生编》《证治准绳》《医学六要》等相关医学著作中诊治女科疾病的代表性医论、精要观点和有效方剂，贯通而成。由此可见，《女科切要》是历代医家诊治女科疾病的经验集萃，具有极高的临床实用和学术研究等价值。

2.诊治女科疾病，重视应用经方。吴道源在论述女科相关疾病的治疗中，除列举相关医家的代表方剂之外，还重视张仲景医著《伤寒论》和《金匮要略》中经方的应用。如其论述“血崩之人，有服煎药不效者”的治疗时，提出用“三黄汤主之，去大黄，加黄柏”（《卷之二·血崩》）；论述“崩中漏下五色者”的治疗时，提出用“赤石脂禹余粮汤”（《卷之二·血崩》）；治“妇人热入血室，但头汗出”，引用“仲景以小柴胡汤和之，家秘倍加柴、芩，重加归、芎，其功最专，再加丹皮、地骨皮，则身热易退”（《卷之二·热入血室》）；治疗子肿，用白术散（《卷之五·难产缩胎法》）；在治疗产后郁冒中，直接引述《金匮要略·妇人产后病脉证治第二十一》的内容作为治疗原则，提出“大便坚，呕而不食者，小柴胡汤和之”（《卷之六·产后郁冒》）；治疗阴吹，用猪膏发煎（《卷之八·妇人杂病诸方》）等。

3.密切结合临床，翔实记录效验。《女科切要》不只是历代医家关于女科相关疾病诊治经验的汇集，也总结了吴道源本人在临床中对女科疾病的经验。如他认为“有因感暴怒而经闭者，治宜开郁活血，君以郁金，佐以官桂、香附、木香、桃仁、牛膝之类，煮酒煎服；或因食生冷而经闭者，君以官桂，佐以干姜、木香、厚朴、香附、红花、归尾之类；因坐冷水而经闭者，君以附子，佐以官桂、木香、山楂、桃仁、当归、干姜、川芎之类”《卷之一·调经门》。其严禁催胎，“十月怀胎，一朝坐草。瓜熟蒂落，慎勿起早。无知妇女，昏愚妪老。非理催逼，反成烦恼。叮咛戒尔，守此正道”《卷之一·调经门》。治疗经水先期而来时，“如腹中冷痛，禁用寒凉，而用五积散。若泻者，先理脾胃；咳嗽者，逍遥散加川贝”（《卷之一·经水先期而来》）。并拟“湖阳公主”之言，治疗难产，“随母形色性禀，参时令加减与之，无不应者”（《卷之五·难产缩胎法》）。治疗“妇人产子后，阴户中有一物”，药到病除，“三年后，始复生子”（《卷之八·绝产不育》）等。

三、学术价值

《女科切要》是我国清代江苏常熟中医内科、女科医家吴道源毕生针对女科疾病诊治经验的系统总结。全书采撷历代医家和陈述作者本人诊治女科疾病的主要原则、诊治思路、相关疾病鉴别要点和重要代表方剂，对于了解清代医家女科诊治特点和当今临床女科疾病诊治具有重要借鉴意义。为此，特将吴道源学术思想和诊治经验，简要总结如下：

1.调经以理气为先，分清虚实。吴道源认为，女子以血为主，“大凡妇人经闭，气不调和，因而血不流转故也，故调经须以理气为先”（《卷之一·调经门》），而针对因小腹冷痛造成的虚寒经闭，因气血虚损造成的外发潮热经闭，因气血凝滞造成的腹中结块经闭，因胃气不调造成的经水不通经闭，要分别施以不同的方剂；认为“若妇人四十外，月经或二三日一至者，日久必成淋症”（《卷之一·经水先期而来》），所以必须重视经水先期而来的治疗；认为妇人、女子月事过期而来，主要是因为血虚、血寒、涩滞造成的，“以脉辨之，若浮大而无力，微、濡、芤、细，皆虚也；沉、迟、弦、紧，皆寒也”（《卷之一·经水过期而来》）。此外，吴道源认为，“大凡女子，禀性偏执。若欲治病，先戒性急”，否则就会“或因怒气，或因忧郁。忧郁生痰，怒气伤血。或为疼痛，或为淋疾”（《卷之一·调经门》）。

2.安胎以乐意为本，辨因治病。吴道源认为，“妇人妊娠，常令乐意”，由此方可“运动气血，安养胎元”，具体的方法要“早当绝欲，节调饮食。内远七情，外避六淫”（《卷之三·妊娠调护法》）；针对因为母病以致胎动的，治其母胎自安；因胎气不固，触动以致母病者，安胎而母病自然痊愈。针对小产，要分清是火是寒治之；针对妊娠中风要分子痫、子悬等分别诊治；针对妊娠伤寒，不可轻用发表药，“若误用之，其胎必堕，且母命难保”（《卷之四·妊娠伤寒》）；针对妊娠跌仆，要先辨其胎之死生，“如腹冷舌青者，子死也，以香桂散下之。若未甚分明，以佛手散探之。如胎伤者，立即堕下；胎无恙者，其痛立止”（《卷之四·妊娠跌仆》）等。

3.产后以大补为主，忌伐生气。吴道源认为，“产后以大补气血为主，虽有杂症，以末治之”（《卷之六·产后门》），不可用发表药，不可早用白芍，以防伐生气。如果“若以峻剂攻之，再损气血，危可立待”（《卷之六·气血大损病》）。针对产后血晕者，当破血行血。针对产后气血大虚，肢体浮肿者，不可通利其水。针对产后寒热，恶露未净，停住胞络而发热者，仍以行血为主。针对产后血晕者，是实证，要以逐瘀为主；产后气脱是虚证，要以补正为主。针对产后噤口不语，乃败血裹迷心窍所致，“不须恐怖，但服八珍散，一月自安”（《卷之七·产后不语》）。针对产后头疼，要分气血虚弱、痰厥、着寒、着风分别治之。针对产后崩淋及赤白带下者，多因七情内伤，或下元虚弱，要“以大辛热之药，裨补阳道，生其血脉；以寒苦之物泻其肺；以人参补之；微苦湿药佐之”（《卷之八·产后崩淋带下》）等。

四、版本及整理校注说明

《女科切要》现存有乾隆癸巳年（1773年）吴道源家刻本、民国二十五年（1936年）大东书局《中国医学大成》本等。本次校注以乾隆癸巳年吴道源家刻本为底本，以《黄帝内经》《伤寒论》《金匮要略》等书为他校本，以尊重原著、尽量保持原貌为原则，对底本进行了标点、校勘和注释。同时原版影印了乾隆癸巳年吴道源家刻本，以便于医家著作留存和供学者、读者等研究。主要校注原则和体例具体如下：

1.底本为繁体字竖排，本次整理改为简体字横排，并加以规范的现代标点符号。

2.底本有误，据校勘原则出是非校记；底本与校本互异，义均可通，底本义胜者不出校记，校本义胜者出校记。

3.凡底本中的异体字、俗写字、古字径改为通行简化字。通假字保留，在首处出注，并予以疏证。

4.底本中的冷僻费解字予以注音，采用汉语拼音加同音字注音的方法。对费解的字和词、成语、典故等，予以训释，用浅显的文句解释其含义，力求简洁明了，避免烦琐考据。

5.底本中的方位词“右”“左”在表示“上”“下”之意时，径改为“上”“下”，不出校记。

6.底本字形属于一般笔画之误，如“日”与“曰”，“未”与“末”，“己”与“已”等，根据文意直接改正，不出校记。

7.底本古今意思相同但写法不同的字词，统一按照现今习惯写法。内容大致如下：“藏府”为“脏腑”，“山查”为“山楂”，“龟版”为“龟板”，“苦练子”为“苦楝子”，“梹榔”为“槟榔”，“吉梗”为“桔梗”，“淮山药”为“怀山药”，“磐肠生”为“盘肠生”等。

9.底本目录中的“女科切要序”改为“王序”，“女科切要自序”改为“自序”。

10.底本卷之一至卷之五为海虞吴道源本立纂辑，同里王式金声谷评定、刘文思庭辉参订；卷之六至卷之八为海虞吴道源本立纂辑，同里王式金声谷评定、刘文思庭辉参订，男朝栋治平校，按照原书格式分别列于各卷卷首。

11.底本目录中卷之一“经行作痛”一节，按照文中的题目改为“经行腹痛”。底本卷之二目录中和文中“血膨”一节，根据文中内容校勘为“血膨、血癖”。底本目录中卷之三“十月胎形论”一节，按照文中题目改为“逐月胎形论”；根据目录中卷之三的内容，为文中未列标题的三节分别对应列上“妊娠调护法”“安胎”“小产正产”题目。

12.根据底本目录中卷之四各节题目，为文中相应各节列明小节题目。根据底本目录中卷之五各节题目，重新为文中相应各节列明小节题目；根据文中内容，将目录中“缩胎法”改为“难产缩胎法”。

13.根据底本目录中卷之六各节题目，重新为文中相应各节列明小节题目。据文意将卷之七“产后咳嗽”小节内“产后郁冒……苏麻粥主之”及白薇汤、苏麻粥主治、组成和用法等内容，调整至卷之六“产后郁冒”小节内。根据底本目录中卷之七各节题目，重新为文中相应各节列明小节题目，并根据文中内容，把目录中的“中风”“泄泻”“吞酸”“胞损”等小节题目统一为“产后中风”“产后泄泻”“产后吞酸”“产后胞损”。

本书校注工作的顺利进行得益于家人的鼎力支持。由于校注时间较短，校注者水平有限，错漏之处在所难免，恳请读者批评指正。

卜俊成

2022年10月于郑州

目录

卷之三

卷之四

卷之五

卷之六

卷之七

卷之八

王 序

至圣状仁之体曰：欲立立人，欲达达人，甚哉！仁之可随地自尽，而力所能为者正无限量也。余自幼以来，念施济之难，而轩岐要典与孔孟遗经并究，今阅数十年矣。凡见闻所及，或抱奇疾，或受药误，苟承专诿往往反危为安，而于女科尤多焉。

迩者梅里本立吴公《痢症汇参》[①]一书刊竣后，复以《女科切要》数卷示余，谓此亦平时所纂辑者也，其为我酌定之。余展读一过，深叹吴公用功者深，而救世之心益切也。

夫女科不少成书，而宋元以前者未免失之略，自明以

① 《痢症汇参》：本书原作者吴道源纂辑的痢疾专著，刊印于1773年。吴氏鉴于1768年疫痢流行，因误于调治而死者颇多，遂广选前人有关痢疾的论述和治疗经验，分门别类编撰而成，全书共十卷。

来者又或卷帙浩繁，令人望洋而叹！兹《切要》所载，其约而达，简而精者乎。爰稍为芟[1]润，加以评骘[2]，劝之付梓，用以传世，即用以济世。虽无事博施，而立达之，所及者岂有涯哉？

旹[3]乾隆癸巳良月吉日之上澣[4]

同里王式金声谷氏拜撰

① 芟（shān 山）：删除；修剪。

② 评骘：评定。

③ 旹（shí 时）：同“时”。

④ 澣（huàn 幻）：同“浣”。

自序

古云：宁医十男子，莫医一妇人。诚以女病倍于男子，而更多不可名言之隐也。其居富贵之地者，更面藏帐帏，臂盖绮纨[1]，医者望闻既难，切脉亦无从仔细，故女科益难从事焉。

余幼殚精举业，亦究心岐黄，缘历试不遇，遂以方药应世。数十年来，穷源竟委，上采前贤之著述，旁录时人之议论，成《痢证汇参》一书，既为四方君子称评，劝授梓人[2]。

兹复念女病难医，即平日所辑前哲要语，分门别类，汇为一帙，颜曰《女科切要》。质诸二三同志，具云语简而明，此书一出，将临症者俱可唾手取验，而至难医者从

① 绮纨：华丽的丝织品，亦指绮纨所制之衣。

② 梓人：指印刷业的刻版工人。

此不难，亟当传世，以为普济之资。因不揣固陋，勉付剞劂[1]云。

旹乾隆癸巳小春梅溪吴道源题年七十有五

① 剞劂（jī jué 机诀）：雕板；刻印。

卷之一

海虞吴道源本立　纂辑

王式金声谷　评定

同里

刘文思庭辉　参订

调经门

经闭为女人病者，盖因女子以血为主也。使其经脉调和，往来有准，有以应水道潮汐之期，旧血既尽，新血复生；有以合造化盈亏之数，则周身百脉，无不融液而和畅。夫何病之有？

设或闭焉，则新血滞而不流，旧血凝而日积，诸病丛生。凡血癖、血风与夫热入血室之证，多自此而始矣。然要其经闭之由，必有所因，或月事适至之时，因渴饮水，并食生冷之物，及坐冷水中洗浴，寒气内入，血即凝滞，遂令经闭。又或因堕胎、多产而伤其血；或因久患潮热而销其血；或因久发盗汗而耗其血；或脾胃不和，饮食减少，而不能生血。凡此类，皆能令人经闭。【眉批：经闭缘由，殊非一致，先举其端，继详治法，令人展卷了然。】

其肥白妇人经闭而不通者，必是湿痰与脂膜壅塞之故也，宜以枳实为君，佐以苍术、半夏、香附、乌药、厚朴、牛膝、桃仁之类，则湿痰去而脂膜开，其经自通矣。黑瘦之妇经闭者，血枯气滞也，治宜补血理气，君以归身、白芍、人参、广皮、香附之类。或因堕胎、多产而伤其血；或久患潮热而销其血者，不可用行血之剂，宜以四物为主，佐以木香、香附、厚朴、甘草之类，兼调其气，久而自通矣。

有因感暴怒而经闭者，治宜开郁活血，君以郁金，佐以官桂、香附、木香、桃仁、牛膝之类，煮酒煎服。或因食生冷而经闭者，君以官桂，佐以干姜、木香、厚朴、香附、红花、归尾之类。因坐冷水而经闭者，君以附子，佐以官桂、木香、山楂、桃仁、当归、干姜、川芎之类。【眉批：治法一一中欵[1]。】

室女[2]及笄[3]，而天癸不至，而饮食如常者，只是气血未足，人间往往有之，必服药疗其杂病，时至，经自流通。亦有年长大而经竟不来者，仍能受孕，名曰暗经。每月至期，必作腰痛，此前人之所未发也。【眉批：暗经、倒经，外间[4]有知者罕矣。】有至期而经水不行，上逆而呕血者，名曰倒经，治宜当归大黄汤。【眉批：此名益母胜金丹，余曾用以治倒经之症，唾手而愈。】

有室女经水既通，而至期复又不来者，必须视其有证无证，验其似疾非疾。若面色不改，饮食如常，身无内

---

① 欵（kuǎn 款）：同“款”。

② 室女：旧指没有出嫁的女子。

③ 及笄（jī 击）：古代女子满 15 岁用笄束发，因称女子满 15 岁为及笄。也指已到了结婚的年龄，如“年已及笄”。

④ 外间：外界。

热，名曰歇经，非疾也，乃血不足也。若面黄肌瘦内热，是为童痨，诊其肝脉，弦出寸口上鱼际，非药所能治也，急与之成婚，则阴阳和，自然经行而疾去矣，否则十死八九。【眉批：所谓不药之药也，参到此处方是明医，徒讲草根、树皮者，终呆汉也。】亦有气血不足者，必面黄肌瘦，常带微热，虽歇几年，服药亦可通之，但不可用破血刚猛之药，如蠡虫、山甲、三棱、蓬术之类；只宜用补血生血之药，以四物、归脾加减可也。至寡妇、尼姑经闭，乃因有怀不遂，法当开郁而理其经为妥。【眉批：的当方法。】

大凡妇人经闭，气不调和，因而血不流转故也，故调经须以理气为先。【眉批：理气自是调经要著。】亦有血海虚寒，小腹冷痛者是也[1]，宜服大温经汤。有气血虚损者，外发潮热，头痛昏重，肢体倦怠，五心烦热，心忡面赤，口燥神焦，腰背酸疼，盗汗出者是也，宜服丹皮散。【眉批：丹皮散尚有加减用。】有气血凝滞，腹中结块，腰腿重疼者是也，宜服通经六合汤或红花当归散，以逐其瘀，通其经络也。【眉批：逐瘀通经，已得治法之半矣。】

亦有胃气不调者，貌本壮实，饮食渐减者是也。盖胃

① 也：底本无此字，据后文补。

气不调，亦能令人经水不通，当以异功散、逍遥散之类间服。一以消食健脾，使饮食加而元气复；一以和其气血，使气血调而经自行矣。【眉批：此条更得治法之全。】

凡妇人女子骨蒸潮热，痰嗽，经水不行，诊其脉七八至，视其骨肉消瘦，必死之症，不必用药。大抵男子与妇人同。

四物汤

熟地　当归　白芍　川芎

水煎服。

归脾汤

人参　白术土炒　枣仁　茯神　黄芪钱半　当归　远志一钱　木香　炙草五分　龙眼肉

姜、枣，煎服。

大温经汤

鹿茸　香附　沉香　白术　陈皮　熟地　当归　白芍　川芎　茱萸　小茴　茯苓　元胡　人参　甘草

丹皮散

丹皮　肉桂　归尾　元胡　牛膝　赤芍　三棱　蓬术

水煎服。

通经六合汤

熟地　白芍　当归　川芎　半夏　茯苓　益母　贝母

白术　知母　橘红

水煎服。

红花当归散

当归　红花　桃仁　元胡　川芎　小茴　郁金

水煎服。

如圣散　治崩漏不止。

棕灰　姜灰　乌梅各五钱

水煎服。

逍遥散　解郁调经。

当归　白芍　茯苓　白术　甘草　柴胡　薄荷　丹皮　山栀

化气丸

大凡女子，禀性偏执。若欲治病，先戒性急。【眉批：善道俗情。】或因怒气，或因忧郁。忧郁生痰，怒气伤血。或为疼痛，或为淋疾。淋有五种，变为五色。

若欲无病，经水要正。月应乎天，水应乎地。一月一来，如期潮信。怀孕安胎，坐草[1]理顺。经或不准，前后当讯。参前属热，落后属寒。热当清凉，寒宜助温。【眉批：透宗语。】

血热血虚，或清或补。有孕得疾，先保其胎，次调其

① 坐草：妇女临产；分娩。

疾，宜无后灾。【眉批：要法。】延及产后，畴能救哉。新产之后，医法有余。先去恶露，后当补虚。【眉批：要法未有。】补虚太早，秽不能除。恶心气喘，泻利汗珠。【眉批：恶露不去而能用补者也。】此为四恶，扁鹊难医。症见一恶，病亦难起。小心医治，免死而已。

十月怀胎，一朝坐草。瓜熟蒂落，慎勿起早。无知妇女，昏愚妪老。非理催逼，反成烦恼。叮咛戒尔，守此正道。【眉批：语语金针。余前刊《保产机要》施送，曾于书中痛切言之无如愚昧者，每多以起早催逼误事也。《切要》中载此一条段。】孕妇之脉，坚强最妙。细而微濡，命恐难保。新产之脉，沉迟细小。倘遇洪大，其症必倒。败血冲心，语言乱道。或笑或歌，佛名神号。痰犯心包，同是状貌。败血攻心，始终烦恼。龙齿参归，十神汤效。痰犯心包，昏而有觉。重加芩连，导痰汤较。

或夹疾病，先慎风寒。炙煿[1]油腻，万勿加餐。【眉批：世之心深矣。】病久危困，先喻其难。医为仁术，细审病端。子悬子冒，子烦子痫。【眉批：产后调理之法宜知。】治各有条，不容遗漏。已经怀孕，月水仍来。血有余也，名曰胎漏。生子不实，腹中有块。血气之郁，温血益气，削除其积。元气若虚，且从姑息。【眉批：小心治

① 炙煿（bó 伯）：熏烤。

法。】虚弱之证，自汗骨蒸。参芪胡连，治之量情。神仙妙术，起死回生。悉心体之，用无不灵。

经水先期而来

室女、妇人经事先期而来，其故有二：有热甚者，有气血多而伤血海者。血热者腹多不痛，乃火也，身必热，其色必紫，其脉必洪，宜凉血地黄汤。【眉批：察于痛、不痛之间而分别治之，乃思过半矣。】虚热者，逍遥散；或补中益气加黄柏、知母；或四物加陈皮、香附、黄柏、知母，醋糊丸服。如腹中冷痛，禁用寒凉，而用五积散。若泻者，先理脾胃；咳嗽者，逍遥散加川贝。【眉批：冷痛禁用寒凉，泻者先理脾胃，真扼要之论。】若气血多而伤血海者，其腹必痛，以补血行气为主，亦慎用凉药，宜归附丸及藿香正气散。

若妇人四十外，月经或二三日一至者，日久必成淋症。王肯堂[①]曰：月事先期而来，血热必带紫色；或先或后，血色淡而稠黏者，痰也；将来而先腰腹痛者，血海空

① 王肯堂：又称王金坛（1549—1613年），字宇泰，号损庵，江苏金坛人，明代万历己丑进士，著名医学家，官至福建参政等职，著有《证治准绳》等医学专著多种。

虚而气不收摄也。或止或来无定期者，因气不调，故血亦随之为行止也。或一月两至，或数日一至，乃气虚而血热也。或经年之后，累数日而不能止者，乃血海脱滑，兼有火以动之也。既止之后，隔两三日而复见微血者，以旧血未尽，为新生之血所催，故不能容而复出也。【眉批：肯堂此条明白晓畅，真女科之指南。欲定调经方者，不可不于此加意。】明理者观之，即可以施治矣。

经水过期而来

凡妇人、女子月事过期而来，其说有三：有血虚者，有血寒者，有涩滞者。血虚腹不痛，身微热；然亦有腹痛者，乃空痛也，宜服生气补血之药八物汤加香附。血寒者，归附丸。【眉批：经水过期之原委，言之历历，而治法亦俱切中。】以脉辨之，若浮大而无力，微、濡、芤、细，皆虚也；沉、迟、弦、紧，皆寒也。

王肯堂云：经水过期而至，血虚也，其色必淡，治宜补血为主，以四物加香附、艾叶、五味、麦冬之类，倍加当归、熟地。血淡而稠黏者，以化痰为主，二陈汤加香附、生姜、砂仁。如经水将来而腰腹痛者，以行气为主，宜君以木香，佐以枳壳、香附，同四物煎服。如经水止，而复腰腹痛者，以补血为主，君以熟地，佐以归、芍、参、术、芎、苓、香附、陈皮、甘草之类。

或一月两至，数日一至者，以补血凉血为主，宜八物汤加黄连、山栀、龟板、炒蒲黄之类。【眉批：亦有肝、脾两经虚而不能藏血、统血者，宜再按脉审症而治之，不定以凉血为主也。】或止或来，无定期者，以调气为主，君以香附，佐以陈皮、乌药、砂仁、艾叶之类，与四物同煎服。

经水数日不止者，以凉血为主，君以炒黑山栀，佐以炒蒲黄、地榆炭、牡蛎、侧柏、香附之类。经正后，过二三四日复见微血者，以四物汤为主，加香附、陈皮、甘草之类煎服。然此不足为病，即不服药，亦无害也。【眉批：世鲜明医不服药，亦是一法也。】

八物汤

熟地　白芍　川芎　当归　白术　人参　广皮　半夏

五积散

白芷　陈皮　厚朴　当归　苍术　麻黄　川芎　白芍　官桂　桔梗　甘草

水煎服。

二陈汤

半夏　茯苓　陈皮　甘草

水煎服。

醋煎散

赤芍　乌梅　甘草　香附　三棱　蓬术　官桂

加醋半杯，水煎。血多加当归、红花、青皮。

艾煎丸

白芍　熟地　艾叶　川芎　当归　人参　石菖蒲

各等分为末，醋糊丸。

归附丸

当归　附子

逍遥散（见调经）

经行腹痛

妇女经水将行，小腹作痛者，气血涩滞也，用四乌汤。经行而腹痛者，或属虚寒，然气亦能作痛，恐有血瘀气滞，不必骤补，先用四物加陈皮、香附，次用八物汤加香附。如泻者，先止其泻，而痛自止矣。【眉批：得用药次第之法。】

有每遇经行，辄头痛心忡，饮食减少，肌肤不润泽者，宜加减吴茱萸汤。亦有冲任虚衰，小腹有寒，月水过期，不能受孕者，大温经汤主之。有经水过而作痛者，血虚有寒也，法当温经养血，宜四物加桃仁、香附、肉桂。有经行着气，心腹腰胁疼痛者，血瘀气滞也，当顺气消瘀，青皮、归、芍、桃仁、红花、川芎、乌药，水煎服。

有经水过期而来作痛者，血虚有热也，宜生血清热，四物加桃仁、香附、丹皮、甘草、元胡。有经水行后而作痛者，气血虚而空痛也，法当调养气血，宜八珍汤加姜、枣。有经水过多，久不止而腹痛者，乃脾经血虚也，治宜补血健脾，四物加白术、茯苓、木香、厚朴、香附、陈皮、干姜、甘草，水煎。【眉批：痛经原非一种，此为逐条推究，各示方法，临症者可无鹘突[1]之患矣。】

血风

血风者，经水逆行，上攻于脑，头目旋闷，不省人事，甚至满头满面皆发赤斑者，此因经水适临，感冒风邪所致。盖风善行而数变，其势易上而难下，经水为风邪所激，以故倒流而上行也。【眉批：中肯语。】

血风乃血证中之最急者，宜以四物为主，加山栀、桃仁、红花、荆芥、防风、天麻、薄荷、白术之类。其所

① 鹘（hú 壶）突：模糊，混沌。

以用白术者，以其能去面上游风及利腰脐间血故也。【眉批：治法亦稳，第所加诸味中，尚可临症加减。】

四乌汤

乌药　当归　三棱　文术　赤芍　红花　桃仁　官桂　益母　香附

吴茱萸汤

吴萸　人参　大枣　老姜

八珍汤

熟地　白芍　川芎　当归　人参　白术　茯苓　甘草

八物汤（见经水过期）

大温经汤（见调经）

四物汤

熟地　白芍　当归　川芎

卷之二

海虞吴道源本立　纂辑
王式金声谷　评定
同里
刘文思庭辉　参订

血崩

崩淋之病，相似而实不同，崩者如土之崩，其势大下而不禁，乃血热而兼气虚不能收摄也；淋者如水淋滴，艰涩而不通快，乃内郁热而气亦滞也。【眉批：崩淋分别处，能道其所以然。】然崩则纯血，淋则有赤、白、沙石之异，赤者属血；白者属气；沙石者，气血之尤浊者也。治此病者，惟调其气血，清其内热而已。【眉批：审当之论。】

郑文康[1]曰：妇人暴崩下血，此因肾水阴虚不镇制胞络相火，故血走而崩也，凉血地黄汤主之。然此症多起于内伤，若小腹不痛，只宜此药，或八物汤加芩、连。若痛者，先宜大剂四物汤，归身、白芍、川芎倍之，加醋制香附。若用补药，宜补宫汤加芩、连。

又血崩证有二说：瘀血也，空痛也。瘀血者，体必作寒热；空痛者，不作寒热也。瘀血则当去，空痛则当补。亦有血海虚寒，外乘风冷，搏结不散，血气成块而得之，

① 郑文康：（1413—1465年），字时乂，号介庵，江苏昆山人，名医郑壬长子，正统十三年（1448年）戊辰科进士，观政大理寺，寻因疾归。其继承世传女科医术，整理医籍《产宝百问》等，经其诊治而愈者，不可胜数。

宜神仙聚宝丹。又有血气损而得之者，凝聚成块，七癥八瘕，上则气逆呕吐，下则泻痢五血，宜内炙散。

血崩之人，有服煎药不效者，火也，三黄汤主之，去大黄，加黄柏。如妇人血崩不止，乃冲任虚弱，脏腑虚冷所致也。【眉批：探本之论。】亦有小腹急痛，兼下赤白带，宜加减吴萸汤，或艾煎丸。若去血过多，气血不足，四肢倦怠，宜增损四物汤。

盖妇人血漏、血脱，则宜固气，此古圣之心法也。【眉批：要着非此不治。】先补胃气，以助生发之源，诸甘药为之先务，益胃升阳汤是也。【眉批：讲到补胃气先甘药，真乃骊珠独得，粗工何足知之？】此药人皆认以为补气，殊不知甘能生血，此亦阳生阴长之理也。

又人身以谷为宝，药料须视其食之多寡而轻重之，毋令药气胜于谷气乃妙耳。如腹痛，加乌药三分、官桂少许。口渴者，加葛根三分。如妇人年老血崩，八物汤加芩、连。此一时急救之药也，必先顾其胃气为妙。【眉批：此段更说得到家，惜世人多见不到此也。年老血崩，尤不可重用苦寒。】如血崩，服煎剂不至，易用散子之药，如棕灰、锅底墨、炒黑山栀、槐花、侧柏、人参、黄芪、甘草之类为末，童便送下；若以为丸，更妙，或用小蓟汁、藕汁调服。

经曰：带下血崩，脉多浮动，虚迟者生，实数者重。诀曰：生地合蒲黄，黄芩、黄柏凉。人参兼五味，解毒细煎汤。水煮空心服，崩中带下良。暴者属血热，宜养血清火，治宜温清散。血崩月久属虚寒，又宜温补，宜益母汤。【眉批：暴与久，原宜分别治之。】其寸口脉弦而大，弦则为减，大则为芤；减则为寒，芤则为虚，寒虚相搏，此名曰革。

温清散

归身　熟地　白芍　黄连　黄芩　川芎　山栀炒 **黄柏**盐炒

各一钱，水煎服。

益母汤　凉血补血。

熟地　陈皮　香附　阿胶　益母草　白术　蒲黄　甘草　黄芩

各一钱，水煎，空心服。

五灰散　凉血止血。

莲房灰　黄绢灰　血余　百草霜　棕灰　白及

为末，蜜丸，米饮下。

张三锡[1]曰：崩有五种，青崩如蓝色，黄崩如烂瓜，赤崩如绛泽，白崩如涕液，黑崩如汙[2]血。崩漏不止，四物加炒白术、参、芪、香附、炒地榆、炒蒲黄、棕灰、升麻、血余，水煎。【眉批：此方最稳当。】头昏项强者，四物汤加柴胡、防风。虚冷清泻者，四物汤加官桂、附子、姜、枣，水煎。胃虚呕吐者，四物加人参、白术。虚烦不眠者，四物加人参、淡竹叶。发寒热者，四物加柴胡。崩中漏下五色者，用赤石脂禹余粮汤。【眉批：此段条分缕析，堪作治崩淋之准绳。】

槐芩散 治崩中不止。

炒槐米三两 **黄芩**二两

炒，研为末，每服五钱，霹雳酒调服。

赤石脂禹余粮汤

赤石脂煅 **禹余粮**煅 **牡蛎**煅 **乌贼骨**去甲 **伏龙肝** **上肉桂**

各等分，为细末，酒调服。

凫柴散 专治妇女血崩。

① 张三锡：字叔承，应天（今河南商丘）人，明代医家，重视八纲辨证，认为医者须掌握诊法、经络、病机、药性、治法、运气六个重要方面，著有《医学六要》十九卷。

② 汙（wū 屋）：同“污”。

地栗，每岁用一个，烧灰存性，研服，温酒送下。

补宫汤 治血崩身发寒热。

熟地 白芍 阿胶 地榆 艾叶 川芎 归身

水煎服。

又方（亦名补宫汤） 治崩淋冲任虚损。

赤石脂 地榆 归身 艾叶 甘草 石菖蒲 白芍 川芎 蒲黄炒 **熟地 小蓟**

水煎，冲热酒半杯服。

益胃升阳汤

人参 白术 黄芪 当归 陈皮 黄芩 升麻 柴胡 甘草 神曲

姜、枣，水煎服。

三黄汤

黄芩 黄连 黄柏盐水炒

百补汤 治血淋。

大熟地 当归 川芎 白芍 阿胶 新会皮 地榆炒炭

水煎服。

便浊

妇人便浊，或赤如血，或白如泔，不痛者是，痛则淋矣。属湿热，分虚实而治。【眉批：分虚实而治是要旨[1]。】肥白之妇，脉沉滑，胸膈不利，小便白浊，属湿痰，宜燥中之湿；如面色不泽，身倦无力者，属气虚，宜补气。黑瘦之妇，脉洪数，五心烦热，颊赤唇干，小便赤浊，或白，属相火，宜滋阴；肝脉弦数有力，火盛者，龙胆泻肝汤。治法分渗清热，燥湿健脾，滋阴降火，实下固阳。

浊气下流，为赤白浊。赤者，升、柴、二术、二陈最妙；白者，黄柏、当归、知母、白芍。丹溪谓二术、二陈能使大便润而小便长。如两尺脉沉弱，白浊频数，凝白如油，光彩不定，漩脚澄下，凝如膏糊，古方悉指为阳虚，亦有虚而挟相火者，不可不辨，宜萆薢分清饮，专主阳虚白浊。

《内经》曰：中气不足，小便为之色变，必先补气升举之，而后分其脏腑气血，赤白虚实治之。有邪热者泻热，虚者补虚。设使肾气虚甚，或火热亢极者，则不宜纯用凉药，必反佐治之，要在权衡轻重而已。赤者，热伤

① 要旨：底本作“虚实”，今据校本校勘。

血，宜滋阴；白者，湿热伤气，又宜燥湿。白浊不止，宜服珍珠粉丸，用之屡验。气虚，四君子汤；血虚，四物汤；气血两虚，八珍汤下珍珠粉丸。

珍珠粉丸

樗皮炒黄　**黄柏**盐水炒　**青黛**　**蛤粉**　**滑石**　**珍珠**

等分为末，神曲糊丸。无火者，加炮姜。方用樗皮、黄柏能燥湿清热，青黛能解郁热，蛤粉咸寒引下，滑石利窍，珍珠宁神定志。

如上盛下虚，心火上炎，口苦燥渴，五心烦热，小便赤涩，或下白浊，治宜清心莲子饮。

清心莲子饮[①]

石莲子即建莲中择有黑壳者　**人参**　**赤苓**　**麦冬**　**黄芪**　**地骨皮**　**黄芩**　**车前子**　**生甘草**

水煎。

白浊经年不愈者，形神衰瘦，心神不安，当作心虚治，珍珠粉丸合定志丸间服。

定志丸[②]

远志　**石菖蒲**各二两　**人参**　**白茯苓**各三两

① 清心莲子饮：底本中缺，据前后文加。

② 定志丸：底本中缺，据前后文加。

共为末，蜜丸，朱砂为衣，每服七丸[1]，空心米汤下。

龙胆泻肝汤

胆草　黄芩　山栀　泽泻　木通　车前　当归　生地　柴胡　甘草

萆薢分清饮

智仁　萆薢　石菖蒲　乌药等分　茯苓　甘草　飞滑石

加盐少许。

分清饮

芡实　茯苓　黄蜡

蜜丸，如桐子大，每服百丸，淡盐汤下。

二术二陈汤

白术　苍术　广皮　半夏　茯苓　甘草　升麻　柴胡

水煎服。

白淫

经曰：思虑无穷，所愿不遂；意淫妄想，入房不能，带脉不引，则为白淫。夫肾脏以悭用事，志意内治，则精

① 丸：底本作“九”，今据文意校勘。

全而涩。若眠思梦想，欲淫不能，则淫泆[1]不守，辄随溲便而下也。尼姑、寡妇最多此症。

白淫责于阳虚，当益火之源，鹿茸、肉苁蓉、人参之类，治宜内补丸。要在临症斟酌有火无火而用之，庶无误矣。【眉批：斟酌有火无火是确语。】

内补丸

鹿茸　丝子　沙蒺藜　紫菀茸　黄芪　肉桂　桑螵蛸　肉苁蓉　附子制　**茯神　白蒺藜**

上为末，蜜丸，如绿豆大，每服二十丸，食远酒服。有火者忌用，宜服清心莲子饮见便浊。

妇人之白带、白淋、白淫、白浊，其形相似，病实不同。有虚、实、寒、湿、郁、火，不可混治。前贤议论，通作湿热，不无偏僻。细考《内经》，治法不一。

白淋者，淋沥而不止也，多起于郁，大抵虚寒者居多，小腹不痛，亦有去多空痛者，俱用养荣汤加香附，补宫汤亦可。若用热剂，艾煎丸加白芍。痛者，四乌汤加白芍、归身。亦有白淋，久则渐变黄色者，此将成血淋也，艾煎丸、归附丸皆可服。又有变为沙淋者，溺器中，下沉白积一层如沙，小便出时涩痛者是也。白淋、赤淋而无沙者，须分其气血而治之。【眉批：淋中分别甚细，治淋者

① 泆（yì易）：古通“溢”。

不可不知。】

白带者，妇人之常病，俗云十妇九带，甚者腰痛如折，头晕眼花，腰间重滞不断，此是气虚，治宜内补汤加续断，或养荣汤，再以车前草阴干，煅灰，频频服之，其效甚捷，屡验。若五色带下，紫金丸主之。

白淫乃思想无穷，有欲不遂，一时放白，寡妇、尼姑此疾居多，乃郁火也，治宜开郁降火，越鞠丸加郁金、胆草。白浊甚者，膀胱积热，混浊如脓，不治必生痈，宜服清心莲子饮。[1]

清心莲子饮见便浊

艾煎丸见经水过期

内补丸见白淫

四乌汤见血风

补宫汤见血崩

越鞠丸

香附　山栀　半夏　神曲　川芎　郁金　胆草

人参养荣汤　治脾肺气虚，荣血不足。

人参　当归　熟地　白术　黄芪　茯苓　远志　白芍　五味　广皮　肉桂　甘草

加姜、枣，水煎服。

① 清心莲子饮：底本为莲子清心饮，据前后文改。

淋证

《经》曰：白者属气，赤者属血。但有气血之分，而无寒热之辨。凡治此者，皆云湿热。然乎？否乎？今之治白淋者，不分寒热，多用芩、连，亦一偏之见耳。妇人之疾，寒多热少，故用养荣汤治白淋而效，以其有桂也。艾煎丸服一二料[①]而即愈，亦此义也。总在临证时审白而治之。

至赤淋，则为热证，不服热药，内补、艾煎禁用，宜服八味加芩、连，而香附尤不可少，此女科之圣药也。张景岳论崩淋之证甚悉，已载在血崩一条。其云治此病者，惟调其气血，清其内热最允。

又血淋者，月水三五日一至，积数月而止者是也。若腹痛，四乌汤，恐有瘀血未可止也。去多不痛，善饮食者，八物汤加芩、连。如饮食少进，用内补汤去参可也，或补中益气加黄柏。凡治血淋，审其小腹痛与不痛，脾胃之实与不实，如小腹不痛，脾胃实也，可用八物汤加芩、连；脾胃不实者禁用，宜补宫汤。大抵淋证，先以治脾为主。

养荣汤见白淫

① 料：用于中医配制丸药，处方规定剂量的全份为一料。

四乌汤见血风

八物汤见经水过期

补中益气汤

黄芪　白术　人参　陈皮　归身　升麻　柴胡　甘草

白带

妇人带下一证，从腰间带脉而来，故名曰带。虽有赤、白二色，终属肾虚，其病与淋相似。【眉批：妇之肾虚自是探原之论。】然淋之所下者多散而薄，必觉腥气臭秽；带之所下者多滑稠黏，无腥秽之气，以此为辨耳。

《保命集》曰：赤者热入小肠，白者热入大肠。原其本，皆湿热结于脉，故津液涌溢，是为赤白带下。本不病结，缘五经脉虚结热，屈滞于带，故脐下痛，阴中绵绵而下也。【眉批：可谓明白洞远矣。】

《内经》云：任脉为病，男子内结七疝，女子带下瘕瘕。王注云：任脉自胞上过，带脉贯于脐上，故男子内结七疝，女子带下崩中。带脉起于季胁、章门，似束带状，今湿热冤结不散，故为病也。《经》曰：脾传于肾，名曰疝瘕。小肠冤结而痛出白，名曰蛊，所以为带下冤结也。冤，屈也。屈滞而病热不散，先以十枣汤下之，后服苦楝丸，再以大元胡索散调之。热去湿除，病自[1]愈矣。赵仁安间用升提之法，更以二陈加白术、苍术，健脾燥湿，亦是一法。

诊妇人漏下赤白，日去血数升，其脉急疾者死，迟者生。如赤白带不止，脉小虚滑者生，大紧实数者死。罗先生所用十枣汤、神佑丸、玉烛散之类，虚者不可峻攻，实者亦当酌用。血虚，加减四物；气虚，参、术、陈皮补之，甚者固肠丸。相火动者，加黄柏；滑者，加龙骨、赤石脂；滞者，加葵花。性[2]燥者，加黄连，冬月少加桂、附，惟在临证时随机应变。丹溪治赤白带下，与梦遗同法。

肥人有带，多是湿痰，用海石、二陈，加南星、黄柏、青黛、川芎。瘦人带下，俱是郁热，宜香附、砂仁、黄柏、青黛。如结痰白带，以小胃丹，半饥半饱时，津液下数丸，候郁积行，即服补药调理。

苦楝丸

苦楝子打碎，酒浸　**茴香**炒　**当归**

等分为末，酒糊丸，每服三十丸，空心酒下。如腰痛，四物羌活防风汤下。

---

① 自：底本作“白”，今据文意校勘。

② 性：底本作“生”，今据文意校勘。

十枣汤

芫花炒黑　甘遂　大戟各等分

加大枣十枚。

小胃丹

芫花醋拌一宿，瓦器炒黑，不可焦　甘遂水浸半月，煮，晒干　制大黄各一两半　大戟水煮一时，水洗晒干，五钱　黄柏炒，三两

共为末，白术膏丸如菔子大，临卧时，津液吞下。

神佑丸

甘遂　芫花　大戟各一两，醋炒　大黄　白丑　青皮　陈皮　木香　槟榔各五钱　轻粉一钱

水法丸。

血膨、血癖

妇人血膨之证，虽有因于气食而成者，然成于血者居多焉。若成于气食，腹虽胀而经不闭；成于血者，其经必闭也。妇人血恒有余，故每月见其血而不以为病。若闭而不通，则日积充满。其始发之时，小腹先胀，久则上连中脘，紧胀如鼓，青筋绽露，而血膨之证成矣。其有因产后恶血不下，逆而上升，渗入肌肤，充满于中宫，甚至上腾

于面，而成紫色者，是必死之证也。

又有癖块一证，虽因痰与血、食三者而成，然成于血者居多。因痰与食而成块者，虽成而不碍其经水。成于血者，亦有经虽来不时而断也。此必经水既来之候，尚有旧血未尽，或偶感于寒气，或触于怒气，留滞于两胁小腹之间，则成血癖也。

有经水月久不行，腹胁有块作痛，是经血作癥瘕，法当调经止痛，桃仁、厚朴、当归、红花、香附、元胡、肉桂、丹皮、乳香、木香、牛膝、小茴、砂仁之类。有经行腹痛，麻痹，头疼寒热，乃触经感冒也，宜加减五积散。若经行时遍身疼痛，手足麻痹，寒热目眩，照前方去干姜，加羌活、独活、白芷、当归、官桂、麻黄、川芎、白芍、陈皮、苍术之类。【眉批：分别清楚，用药加减法亦妙。】

又有经水不调，小腹时痛，赤白带下，乃子宫虚寒，治宜艾附暖宫丸。亦有行时气血虚弱，血海寒冷，经水不调，心腹疼痛，带下如鱼脑；或如泔错杂，不分信期，淋漓不止，面黄肌瘦，四肢无力，头晕眼花者，宜补经汤。

艾附暖宫丸

艾叶　香附四制　**元胡　熟地　甘草**

共为末，醋糊丸，如桐子大，每服八十丸，米汤下。

补经汤

人参　白术　川芎　香附　当归　熟地　元胡　肉桂　吴萸　砂仁　茯神　沉香　阿胶　黄芪　小茴　陈皮　白芍

水煎服。

经准不孕

妇人月信准而不受胎者，其故有三：有因痰闭子宫者，有因气食生冷者，有因男子阳伤易泄者。如痰闭子宫者，其妇必肥白，经来腹不痛，宜导痰汤，或人参半夏丸之类，或二陈合四物汤。如气食生冷所致者，其腹多痛，宜温之，千金吉祥丸之类；如咳嗽，又不宜服，以四物加陈皮、香附、山楂；如气作泻，用枳实丸。如男子精寒易泄，不能受孕者，与妇无干，只宜男子服药。或谓经水正而子宫寒者，万无是理也。盖子宫若寒，经水必过期矣。或又云：子宫寒者，因产时阴户着寒所致。第产后阴户着寒，产妇即便不语，岂能语者，尚谓着寒乎？

薛古蒙曰：妇人经行不正，每不受胎，然参前而受胎者亦有之，其血热故也。女科书云[1]：先则为血热，后期为

① 云：底本作“去”，今据文意校勘。

血寒。第有参前落后互兼者，何也？大抵妇人性执，多恼着气，则气不调矣。夫气为血之母，气乱则经期亦乱矣。故调经以理气为先，宜以归附丸、四物丸之类。又有冲任寒损，胎孕不成，或成而后多堕者，诜诜丸主之。

诜诜丸

干姜　白术　丹皮　元胡　肉桂　泽兰　熟地　川芎　白芍　当归　石斛

上为末，醋糊丸，煮酒送下。

导痰汤

半夏　南星　橘红　枳实　茯苓　人参　菖蒲　竹茹　甘草

加姜煎。

千金吉祥丸

天麻煨，一两　川芎　肉桂　丹皮　熟地　白术　柳絮　五味　茯苓　丝子　覆盆　枳实　桃花片各一两

上为末，蜜丸如豆大，每服五丸，空心，煮酒送下。

热入血室

妇人感冒，发热恶寒，经水适来，得之七八日，热除，脉迟，身凉，胸胁满，谵语，此为热入血室，当刺期

门，随其实而泻之。

凡发热恶寒七八日，热除，脉迟，身凉，当自愈矣。今反胸胁满如结胸状，谵语，此因经水适来，血海正开，热邪乘虚入于厥阴藏血之室。肝主魂，热邪内扰神明，是以胸满谵语，如见鬼状，故刺期门厥阴所注之腧，泻其热以外泄。

妇人感冒七八日，续发寒热，发作有时，经水适断者，此为热入血室。其血必结，故使如疟状，或昼明夜甚，谵语如见鬼状，无犯胃气及上、中二焦，必自愈。

上条言脉迟，身凉，但刺期门；此条言七八日，续发寒热，发作有时，经水适断，血室未闭，其血必结，忌用苦寒凝滞之药。今有大坝吕天祥媳，经水适断，医以大剂黄连投之，少腹结块而殒。

妇人热入血室，但头汗出，仲景以小柴胡汤和之，家秘倍加柴、芩，重加归、芍，其功最专，再加丹皮、地骨皮，则身热易退。

热入血室发热，昼静夜甚者，亦有虚实不同。血虚发热者，皆因营血不足，如阴虚内热之证，脉必细数，宜补血凉血。血热发热，邪热入于血分，脉必数大，不必补血，归芍柴胡汤或导赤各半汤之类。

导赤各半汤　病后心下不硬，腹不满，二便如常，身无热，神昏不语，或独语，目赤口干，不饮水，与食咽，不与不思，形如醉人。

黄连　黄芩　犀角　知母　滑石　麦冬　人参　茯神　甘草

加灯心、姜、枣，煎。

卷之三

海虞吴道源本立　纂辑
王式金声谷　评定
同里　刘文思庭辉　参订

广嗣论

夫阴阳交媾，当经尽之后，无有不成胎者。惟男气不足，女血虚寒，故二气不交，徒施不聚。世之无子者，曾不问自己脏腑之亏，但以涩精壮阳之剂，误为生子之良方，伤天地之和。即或有孕者，无非热药偶成，因贻毒于子女，故虽得而不实也。医之上工，因人无子，著论立方，男以补肾为要，女以调经为先，而又参之补气、行气之说，究其盈亏，审而治之。夫然后一举可孕，天下之男无不父，女无不母矣。

余考之上古男子三十而娶，女子二十而嫁，故所生子多寿。今人未满十六岁而御女，女子未满十四岁而嫁婿，阴气早泄，未全而伤，未实而动，所以今人不如古人寿。设或用药，不可混治，必察实男子所亏，女人经候。或有崩漏带下，必难受孕；男子不育，必有阳脱痿弱，精冷而清淡，或阳痿不射。故女以调经为先，男以补肾为主也。服药之后，又宜清心寡欲，使我之本原先壮，然后识日之奇偶，施之而不孕者，未之有也。

褚澄氏曰：男女交合，阴血先至，阳精后冲而成男；阳精先泄，阴血后冲而成女。此一说也。东垣云：经水才断一二日，血海始净，交合者成男；四五日后，血脉已旺，交合者成女。此又一说也。顾或有经始断而交合生女，经久断交合而生男者；亦有三四五日以交合无孕，八九日以后交合有孕者，独何欤？俞子本选《广嗣要略》云：实阳能入虚阴，实阴不能受虚阳，即东垣之见也。又谓阳微不能射阴，弱阴不能摄阳，信斯言也。世有尪羸[1]之夫，怯弱之妇，屡屡受胎，虽欲止而不止者；亦有壮年精力过人，乃艰于育嗣者，独何欤？

丹溪论治妇人，以经水为主，然富贵之家，侍妾已多，其中宁无月水当期者乎？已经前夫频频生育，娶之以图其易者，顾亦不能得胎；更遣与他人，转盼生男矣。岂不能受孕于此，而能受孕于彼乎？

愚以为父母之生子，如天之生物。《易》曰：坤道其顺乎，承天而时行。夫知地之生物，不过顺承乎天；则知母之生子，亦不过顺承乎父而已。知母之顺承乎父，则种子者，当以男子为主。男子为主，而交媾之时，又以百脉齐到为善。交媾而百脉齐到，虽老弱易泄，亦可以成胎。若交媾而百脉参差，虽少壮康宁难泄，亦不能成胎。妇人所搆[2]之血，固由于百脉合聚，较之男子之精，不能无轻重之分也。若男女之辨，又不以精血先后为拘；不以月经尽

① 尪（wāng 汪）羸：瘦弱或（身体）虚弱。
② 搆：古同“构”。

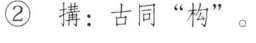

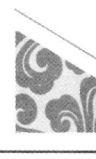

几日为拘；不以夜半前后交媾为拘；只以男女精血，各由百脉齐到者，别胜负耳。

是故精之百脉齐到，有以胜乎血，则成男矣；血之百脉齐到，有以胜乎精，则成女矣。至有产而不育者，有育而不能寿者，有寿而黄耇[1]无疆者，则亦以精之坚脆，分为修短耳。世人不察精之坚脆，而定于禀受之初，此论其常也。有少年斫丧而夭者，此论其变也。乃以不育转付之儿，以寿夭专诿之数，不甚谬乎！

宋遂真先生曰：男女交合，有丢泄前后之分。男曰泄，女曰丢。盖妇人月事已净，其乐欲之时，细缊[2]之候，气蒸而热，昏而若闷，有不可明言之状，此的候也。交接之候，意合情浓，相持不舍，则百脉齐到而成胎矣。若男情已淡，女意未休，则男先泄而成女；如女先丢，而男后泄者，则成男矣。则知男女各有精，非独男也。《易》曰：男女媾精，万物化生。而交合之后，即以宗筋[3]验其有血无血，立见矣。则知男女各有精也，明矣。盖月水初净，新血始生，藏而不露，故交合之后，毫无血痕也。《经》云：阴精所奉，其人寿；阳精所降，其人夭。信斯

① 黄耇（gǒu 苟）：年老。
② 细缊：天地间阴阳二气交互作用的状态。
③ 宗筋：此指男子生殖器。

言也。苟能清心寡欲，待时而动，亦何所求而不得子欤！

巢氏论妇人妊孕，一月怀胎似露珠，名曰胎胚，足厥阴脉养之。二月大如桃花痕，名曰始膏，足少阳脉养之。三月始分男共女，名曰始胎，手心经脉养之。四月形像俱分明，始受水精，以行血脉，手少阳脉养之。五月五脏俱生足，始受火精以成其气，足太阴脉养之。六月方才六腑成，始受金精以成其筋，足阳明经养之。七月发生通关窍，始受木精以成其骨，手太阴脉养之。八月动手游其魂，始受土精以成其肤革，手阳明经养之。十月受乳足，方生脏腑关节，人神俱备矣。

女科地黄丸　治妇人经水不调。

熟地四两　**山萸**二两　**山药**二两　**丹皮**两半　**茯苓**两半　**艾叶**五钱，醋炒　**香附**二两，童便制炒　**阿胶**一两

共为末，蜜丸，滚汤下。

正元丹　调经种子。

香附一斤，用蕲艾三两，先以醋同浸一宿，分开，制醋、童便、盐山、栀汤，各制四两　**阿胶**一两，蛤粉炒　**枳壳**两半，炒半生　**生地**　**熟地**　**归身**　**白芍**　**川芎**　**茯苓**各四两　**琥珀**二两

共为末，醋糊丸，每日早晨空心淡盐汤送下。

千金种子丸　令人多子，并治虚损、梦遗。

沙蒺藜四两　**白莲须**四两　**萸肉**三两　**芡实**四两　**覆盆**

二两　**龙骨**五钱，火煅

共为末，蜜丸，空心淡盐汤下，忌房事一月。

聚精丸

鱼胶一斤，蛤粉炒成珠　**沙蒺藜**半斤，马乳浸二宿，如无马乳，以牛乳代之，蒸一炷香

上为末，蜜丸，如桐子大，每服八十丸，空心温酒下。

五子衍宗丸　添精补髓。

杞子　**丝子**各八两　**五味子**一两　**覆盆**四两，酒洗　**车前子**一两

上为末，蜜丸，空心淡盐汤送下。

壮阳丸　治阳痿气馁不振，老年无子，此药允宜。

肉苁蓉　**仙茅**　**蛇床子**　**山药**　**五味子**　**补骨脂**　**茯神**　**紫梢花**　**杜仲**　**韭菜子**　**雄鸡肝**　**鳖肝**　**海狗肾**如无海狗肾，以黄狗肾代之

上药共为末，先将鸡肝、鳖肝用盐、酒、椒蒸熟，捣烂，和前药晒干，再将前末药磨细，用酒拌山药末，醋调糊为丸，空心淡盐汤下百丸。如阳痿精冷，加肉桂、附子、石燕各一两。

金锁思仙丹　治男子欲劳过度，精神不继。

莲蕊　**莲子**　**芡实**各等分　**茯神**三两

共为末，用金樱子一斤，去毛，煎膏为丸，每服三十丸，空心淡盐汤送下，服过一月后，即不走泄，遇种子期，用车前子汤送下。

胎前门

受妊脉法

两尺脉微而带数，两寸浮大两关滑。
身中无热脉亦洪，此是妇女胎脉法。

男女脉法

左手滑大而疾男，右手滑大而疾女。
更参乳核孰先生，右女左男信无差。

双胎脉法

双胎脉法问如何？两手俱洪断不诬。
欲识是男并是女，纵横详见叔和歌。

死胎脉法

脉来沉细腹腰疼，胎伏多寒冷是冰。
再看舌色青纹起，胎死何须问鬼神。

鬼胎脉法

脉来乱点如风雨，忽去移时又复来。

此是夜叉人不识，即时诊断勿疑猜。

逐月胎形论

初月胎形似珠露，未入宫罗在昆户。

犹如秉烛在风前，风急此时难庇护。

初月胎形，如草上珠露，未有宫罗也。在昆户之所，未入腹内也。其形欲聚欲散，未得坚强也，如月信报之。当时头晕恶心，不喜饮食，六脉浮紧者是也。多有畏羞隐讳，而医者不识，作歇经者亦有之，宜服安胎和气饮。或病后受胎，或禀气虚，服罩胎散。

安胎和气饮

白芍　木香　益智仁　砂仁　香附　紫苏　甘草

加葱，水煎服。

罩胎散

当归　川芎　白芍　砂仁　甘草　枳壳

二月胎形北极中，如花初绽蕊珠红。

分枝未入宫罗内，气受阴阳血脉同。

二月胎形，受血近阴，在母北极之中，阴户内六寸是也。其胎入腹，未有衣裹，或负重触伤胎气，必致头晕目眩，恶心呕吐，不思饮食，宜服保胎和气饮。

藿香　厚朴　广皮　枳壳　砂仁　黄芩　桔梗[①]　苍术

小茴　紫苏

三月胎形似血荚，有宫血室未硁硁[②]。

毋嚐饮食诸般爱，苦辣酸咸并纳成。

三月胎形，与二月相等，不问虚弱，胎气不和，恶心呕吐，兼秋风时气，寒热头疼，悉照前安胎和气饮加减。如寒热不退，加柴胡、黄芩；咳嗽加杏仁；喘急加沉香。

四月胎形入宫室，在母脐膀内相过。

免犒热物诸般忌，免儿唇缺及疯麻。

四月胎形，入宫罗之室，河车衣裹，渐至丹田。忌食一切毒物，如无鳞鱼鳖之类，以免贻毒小儿。如身体疲倦，气急发热，饮食无味，嗜卧头晕，四肢酸软，宜服活胎和气饮。

陈皮　香附　砂仁　小茴　苏叶　厚朴　苍术　枳壳

甘草

五月胎形男女分，四肢胞稳不须忧。

① 桔梗：底本作“吉梗”，今据文意校勘。

② 硁硁（kēng kēng 坑坑）：拟声词，敲打石头的声音。

男酸女淡思餐味，此定阴阳造化云。

五月胎形，男女已定，令胞母前行，使人后唤之，左回头是男，右回头是女。男思酸，女思淡。已入宫室之内，其胎安稳。胎母喜嗜卧，饮食无味，肚腹胀闷，宜服瘦胎饮。

当归　益母草　砂仁　益智仁　枳壳　香附　白芍

水煎服。

六月胎形在腹游，左手男胎似线抽。

女魂右手轻摇动，却在脐中渐渐浮。

六月胎形，男动于左，女动于右，在母脐中，渐渐浮动。若胎母虚弱，用瘦胎饮，使胎气调和，易于产育。

七月胎形身觉邪，男将左手动拿拿。

女能右手时时动，行步艰难母叹嗟。

七月胎形，男向左胁动，女向右胁动。胎重如石，行步艰难，脾胃虚弱，气急上冲胸臆，以致腹满喘咳，卒然头晕。勿以中风治之，此乃胎气热邪不安。否则，令儿冲心，名曰子悬，宜服知母安胎饮。

知母　苏叶　黄芩　香附　枳壳　滑石　甘草　益母草

水煎服。

八月胎形具备身，毛发生长定精神。

穷思饮食吞难下，困弱忧愁耽闷因。

八月胎形，毛发俱生，胎母心闷烦躁，味美不甘，胎气因[1]弱，以致脾胃不和，宜服和气平胃散。

和气平胃散 治胎气不和，热毒泻痢。

苍术 厚朴 陈皮 升麻 柴胡 白芍 地榆 肉果 泽泻

水煎服。

九月胎形重若山，七情开窍一般般。

每夜一升三合血，待时生育暂时难。

九月胎形，眼有光，鼻有气，耳闻强，口知味，身舒缩，人道俱全，出世将转身大动，胎母左右胁知觉，宜服保胎如圣散。

保胎如圣散 治产忽然腹痛，先行其水，婴儿降下，忽误吞热物伤胎者。

当归 红花 益智 白芍 益母草 甘草

如儿不下，取鲤鱼一尾，同药再煎，入醋一杯，服乌金丸。

乌金丸

阿胶四两 **艾叶**二两 **谷芽**二两 **麦芽**二两 **蛇壳**一条 **五味**一两

① 因：底本作“困”，今据文意校勘。

上为末，醋糊丸，如弹子大，每服一丸。

十月胎形已完足，四肢罅缝骨精开。

坐产即宜加谨慎，莫教儿下客气来。

十月胎形完足，四肢罅缝俱开，至期产下，莫令久卧地下，莫被贼风吹犯，急令包裹，满月之后，始得平安，宜服活水无忧散。因儿未下，恐稳婆[1]动手。

活水无忧散

急性子　当归　益母　紫苏　艾叶　秦艽　陈皮　肉桂　枳壳　白芍　生地　鲤鱼一条

水煎，加醋一杯，服乌金丸。如儿死腹中不下，急取无根水再煎服，此急救之法。

妊娠调护法

《保元论》云：妇人妊娠，常令乐意。运动气血，安养胎元。早当绝欲，节调饮食。内远七情，外避六淫。【眉批：发端数语是《保元》大关目处。】性宜静而不宜躁；体宜动而不宜逸；味宜凉而不宜热；食宜暖而不宜寒。毋久立久坐，毋久行久卧。又宜却除一切肥甘，以及

① 稳婆：旧时以接生为业的妇女。

煎炒炙煿，油腻辛辣，水果鱼鳖，兔鸽牛马之肉，以及鳗鱼、鳅、鳝、无鳞等鱼，一切避忌，便无胎漏下血、子肿、子痫、子悬等症，以及横生逆产、胎伤腹中之患；生后亦无胎热、胎寒、胎肥、胎怯，以及胎惊、胎毒之证，遗累小儿。

前贤胎教云：妇人妊娠，寝不侧，坐不偏，立不跸；不食异味，目不视恶色，耳不听淫声，口不出恶言；非义之物不取，非理之财不收；宜听诵读诗书，讲论致知格物道理，则生子形容端正，才器过人。【眉批：胎教之妙，罕嗣音矣。但能不视恶色，不听淫声，不出恶言，不食邪味，心清寡欲，已当毓聪明寿考[①]之子耳。】尝见禀性温良之妇，有妊而少嗜欲，生子少病而痘疮亦稀，此其验也。

《指掌诀》云：

胎前众集要须知，恶险当从痰火推。

胎上凑心胸胀满，子悬芩术炒山栀。

妊娠下血名胎漏，血热而成或气虚。【眉批：胎前调护之法已略。】

胎动芎归与胶艾，安胎顺气勿教迟。

子淋须觅安荣散，胎水还当用鲤鱼。【眉批：具此矣。】

---

① 寿考：年高；长寿。

肿满遍身如水气，但煎防己自宽舒。

足趺浮肿身无恙，皱脚安胎大腹皮。

五月以来烦躁甚，子烦知母麦冬医。

妊娠腹疼分虚实，寒热温清可辨之。【眉批：分虚实是要紧事。】

子痫急服羚羊角，儿晕芎归荆芥奇。

泻痢苍砂加二白，热须芩术信为宜。

风寒感冒参苏饮，不解黄龙汤勿疑。

胸满本方加枳壳，热而无汗葛根驱。

里热甚时罩胎散，热极谵语五苓施。

脉迟四逆理中治，热泄柴芩半夏除。

汗吐下温须仔细，安胎为主勿差池。【眉批：二语尤为扼要。】

清脾疟疟须除半，四兽驱邪更补脾。

痢疾香连丸有验，胃风主痢补其虚。

伤风咳嗽芎苏饮，半贝杏芩桑白皮。

秘结不通麻子饮，小水[1]不利麦冬葵。

怔忡恍忽心惊悸，气闷喧呼大圣祛。

心痛火龙汤可定，腰疼通气更难知。

达生散可将胎束，欲服须当九月时。

---

① 小水：即尿。

又云孕妇之脉：

阴搏于下，阳别于上。

血气调和，有子之象。

手足少阴，其脉动甚。

尺按不绝，此为有孕。

少阴属心，心主血脉。

肾为胞门，脉应于尺。

或寸脉微，关滑尺数。

往来流利，脉微带数。

身中无热，脉带洪滑。

当诘月事，仔细参酌。

妇人似病，而无邪脉。

是孕非病，所以不应。

欲别男女，左右取之。

左疾为男，右疾为女。

沉实在左，浮大在右。

右女左男，可以预剖。

离经六至，沉细而滑。

阵痛连腰，胎即时脱。【眉批：脉不离经，痛不连腰。而先着忙用力者，每致横产、倒产之患。】

半产漏下，革脉主之。

弱即血耗，立见倾危。

琐言识之，盖可类推。

安胎

大凡妇人妊娠，贵乎冲任脉旺，元气充足，饮食如常，身体壮健，色泽不衰，而无杂病相侵，则十月满足，分娩定然无虞[1]。【眉批：此条议论最的。】若气血不充，冲任之脉虚弱，经必愆期，而不受孕。即使得孕，胞门子户虚寒，受胎终归不实。

李南宫曰：胎前诸病，惟当顺气安胎。若外感四时之气，或内伤七情，以成他病，治法与男子无异，当以各证类求之。动胎之药，切不可用。【眉批：治法明晰。】

《圣济总录》云：安胎有二法，有因母病以致胎动者，但治其母，胎自安。若胎气不固，触动以致母病者，宜安胎而母自愈矣。

先师天锡陈先生曰：妊娠之妇，身体康健，饮食如常，可保平安，勿生顾虑，勿妄服药，勿过饮酒，勿举重登高，勿多睡卧，闲则步于庭，勿犯房事，扰乱子宫不

① 无虞：没有忧患、顾虑。

安，难免产子艰难，且生后子多胎疾。慎之！慎之！【眉批：言简而赅，语语金针。】

凡孕妇堕胎有二故：一为跌仆负重轧伤，一为气血不足，盖腰膝系胎之处。如瓜果之蒂、花卉之根，不得露不长，受热亦易伤。故一月厥阴用事，脏腑不能输精于肝，而致疏泄者有之。二月少阳用事，脏腑不能输精于胆，而致萎瘁者有之。三月手心经脉用事，脏腑不能输精于心，而致朽腐者有之。四、五、七月堕者，莫不皆然。是故安胎之法，当视其虚实寒热而药之，则无不安矣。

小产正产

小产者，言非大产，在四、五、六月之间而堕者，所谓半产是也。若二三月，人像未全，还是血块，苟有所伤而堕者，非曰堕胎，二者皆属根蒂不固，冲任经虚，须分是火是寒治之。有火者清之，白术、黄芩之属，而益以养血也。寒者温之，胶、艾、桂、附之属，而加六味。然桂、附辛热，尚宜酌用，切勿轻投。实者清之，虚者补之，尤当顾脾胃以生新血。【眉批：要着。】盖胃为水谷之海，脾为万物之母，人身之有脾胃，犹万物之有土也。有土乃生金，金生水，水生木，木生火，故培土而五行有相生之妙，扶脾胃而五脏有递受之益。【眉批：透辟之论。】在孕妇永保无虞，何有堕胎、小产之虞哉？

宋遂真先生曰：前哲云，初受胎而即堕者，肝血虚也。胎以血为本，肝脏虚，则生发之机困，如春初多冷，草木不芽可知也。治宜益肝血，胎斯固矣。二月堕者亦然，实者反是。三月堕者，心血虚也。胎以血为根本，心脏虚，则长茂之气消。如夏初天气暴寒，而花果不实可知也。治宜养心补血，胎斯固矣。四月堕者亦然。五、六、七、八月而堕者，责在气血之并虚也。盖气为血之卫，血为气之配，气不能卫血则血无所统，血不能配气则气无所归。【眉批：至理名言。】儿在母腹中，所赖母之气血充和耳，苟有所伤，安所赖乎？是以调气先必养血，盖血尤须补气。养血而血不生，补血之源，肾水是也。补气而气不足，补气之根，命门火也。【眉批：探原之治。】故五六月间而有堕胎者，六味去丹皮加人参、麦冬、杜仲、续断为要药；寒痛者，加附子少许，百无一失也。

有胎乱动而不休者，胎热也，不可用燥热之剂。此外胎动者，或因冲任经虚，或因七情六欲，或因过服热药，须各审清病源而治之。如四五月间心中昏闷，四肢沉重，不能移动，恶闻谷食，喜吞酸味，胎动不安，安胎饮主之，或紫苏饮加半夏、茯苓、枳壳。

安胎饮 治孕妇三四月胎动不安。

熟地 当归 茯苓 甘草 川芎 白术 半夏 阿胶 地榆 白芍

加姜三片，水煎服。

紫苏饮（又名达生散）①

紫苏 陈皮 当归 白芍 川芎 人参 甘草 腹皮

安胎和气饮

白术 陈皮 白芍 木香 陈仓米

姜水煎。

胶艾汤 治半产下血。

阿胶 川芎 当归 艾叶 甘草 白芍 熟地 炮姜

安荣散 治子淋。

人参 当归 通草 滑石 麦冬各二钱 灯草五钱 甘草五分

为末，每服二钱。

麻子润肠汤 治风结血结。

麻子 当归 桃仁 羌活 大黄

香连丸

① 又名达生散：底本此句在“安胎和气饮”后，今据文意移至此处。

黄连吴萸汤拌炒　木香晒[1]干，研

末之，醋糊为丸。

五苓散

猪苓　茯苓　白术　泽泻　肉桂

加灯心，煎。

四逆汤

附子　干姜　甘草

腹痛加白芍。

理中汤

白术　人参　干姜　甘草

鲤鱼汤

当归钱半　白术　白芍各一钱　茯苓钱半　赤小豆八分　木通八分　车前八分　鲤鱼一条

七情汤

肉桂　陈皮　人参　甘草

二白丸　治淋带。

石灰一两　茯苓二两

为末，用荞麦面、鸡子清调糊为丸，每服三十丸，空心白滚汤下。

---

① 晒：底本作“硒”，今据文意校勘。

化气汤

砂仁　香附　广皮　苏梗　川芎　枳壳

胃风汤

人参　白术　茯苓　当归　川芎　白芍　肉桂

加粟米百粒。

清脾饮

青皮　厚朴　柴胡　黄芩　半夏　茯苓　白术　甘草　草果

羚羊角散　治子痫风痉。

羚羊角　独活　枣仁　茄皮　米仁　防风　当归　杏仁　茯苓　木香　甘草　姜

四兽饮

半夏　人参　茯苓　白术　橘红　乌梅　草果　甘草　生姜

火龙汤　治孕妇心痛因寒邪犯胃。

蕲艾盐水炒，五钱　茴香五钱，炒　川楝子五钱，炒

上药为二剂，水煎服。

黄龙汤　治孕妇新产伤寒。

柴胡二钱　黄芩一钱半　人参一钱　甘草五分

姜三片，水煎服。

防己饮　治足胫肿痛。

防己　木通　槟榔　生地　川芎　白术　苍术　黄柏　犀角　甘草

半夏茯苓汤　治恶阻呕吐，心烦，恶闻食气，多卧。

半夏一两二钱　**赤苓　熟地　陈皮　白芍　人参　川芎　桔梗　旋覆　甘草**

《千金方》无旋覆花，有细辛、苏叶。上药共为粗末，姜七片，水煎服。

验胎方　经水不行，疑似未明者。

川芎为末，每服一钱试之，艾叶汤调服，觉腹中微痛，则有孕矣。

《大全方》论：半夏动胎不用，仲景用之，取其辛以散结气，泻逆气，故恶阻用之，而非专为痰设也。娄全善治妊娠恶阻，累用半夏，未尝动胎；而郑氏专门女科亦尝用之。《经》云：有故无殒者是也。不必拘泥。

卷之四

海虞吴道源本立　纂辑
王式金声谷　评定
同里
刘文思庭辉　参订

妊娠中风

妊娠中风歌

中风恶候告君知，眼合肝兮手撒脾。

心绝口开肺鼻鼾，肾家将绝定遗尿。【眉批：五脏各有见症，临症宜知。】

妊妇手足搐搦[①]，忽然不省人事，角弓反张，状如中风者，子痫也，宜服砂仁汤。倘胎前无故卒然闷到在地，或有不识，误以中风断之，谬矣！此儿晕也，名曰子悬，须以安胎调气治之，紫苏饮加砂仁、川贝、茯神。虽至将产，仍服紫苏饮为妙。有胎前发喘，乃胎不安而冒[②]风也，用带须葱白廿[③]茎煎汤服之，即愈。盖葱能发散，而又安胎也。若因伤食而喘者，紫苏饮冲入童便，加砂仁煎服，舍此无别药也。若胎气不和，凑上心腹，以致胸膈饱闷，喘急疼痛，此子悬也，宜紫苏饮，此药有安胎止堕之功。【眉批：各症指示明豁。】

如胎前偏正头风，川芎调茶服主之。妊娠感冒四时风

---

① 手足搐搦（chù nuò 处诺）：以腕、踝关节剧烈屈曲、肌肉痉挛为特征，可伴喉痉挛、惊厥。

② 冒：底本作“胃”，今据文意校勘。

③ 廿（niàn 念）：二十。

寒，霍乱吐泻者，藿香正气散主之。凡胎前伤暑，与霍乱治法同。【眉批：正气最的。】如胎前疟疾，惟养荣汤一方。孕妇发呃气逆者，用紫苏饮。亦有胎死腹中，以致气侵上而呃者，下死胎而呃自止矣，不可不知。

孕妇伤食，以紫苏饮加神曲、楂肉、砂仁、麦芽；如兼吐泻，用养胃汤。有孕无故悲泣不止，如有鬼物以凭之，此名脏躁[1]，非大枣汤不愈。有妊娠忽然耳聋昏聩者，气血不足也，用十全大补汤。目赤肿者，四物汤加黄连。遍身拘急，痛无定处，夜不得卧，眼花昏黑者，胎气使然，宜服紫苏饮。

妊娠伤寒

妊娠伤寒歌

伤寒头痛连百节，气急冲心溺如血。
身发斑点紫黑青，壮热不止致胎灭。
呕恶不止与心烦，腰背项强脑痛裂。
六七日来烧腹中，小便不通大便结。

妊娠染表症伤寒者，当用带须葱头汤服之，出汗即

① 躁：底本作“燥”，今据文意校勘。

愈，不可轻用发表药。【眉批：此法甚稳且便。】若误用之，其胎必堕，且母命难保。戒之！慎之！胎前瘟疫，与伤寒同，孕妇伤寒咳嗽，宜二陈加薄荷、白术、川贝。【眉批：于轻轻发表中加以安胎之味，亦是妥协也。】泄泻者，胃苓汤去参，俟脾胃实后治嗽可也，即参苏饮亦可服。盖风药最易动胎，反为不美，故胎前伤寒，身热咳嗽者，惟以带须葱白煎汤服之，大能安胎顺气。

若胎不安，煎砂仁汤服；汗多，服参苏饮；干呕，紫苏饮去参，加茯苓；吐血，止血丸或二陈加黄柏、知母、楂炭、白术；如气血两虚，八物加黄柏、知母。

妊娠跌仆

妊娠跌仆歌

怀胎跌仆无轻重，遂致伤胎在腹中。
已损包胎血上逆，冲心闷痛母魂倾。

妊娠跌仆，或受伤重者，服活血药，又恐伤胎，不服则伤不能去，当何法以治之？曰：必先辨其胎之死生。如腹冷舌青者，子死也，以香桂散下之。若未甚分明，以佛手散探之。如胎伤者，立即堕下；胎无恙者，其痛立止。

但痛止之后，尤须视伤之轻重。下药轻者，童便酒入活血药饮之，血活则伤去；随以紫苏饮加童便、砂仁，缓缓服之。重者只治其伤，勿顾其胎也。【眉批：重伤势难两全，自以母命为急。】血行胎下，母命保矣。服紫苏饮加枳壳、童便、砂仁，尤妙。有孕妇胎前衄[1]血，产后多不吉，血以养胎，不宜走泄故也。服紫苏饮加黄芩，自愈。更有口中见血，及大便下血者尤忌。

妊娠心腹痛

叔和心腹急痛歌

心腹急痛面目青，冷汗气促命必倾。

下血不止胎冲上，心腹冷闷定伤身。

妊娠腹痛而见血者，名曰胎漏，至产即愈，生子不实也，紫苏饮加陈皮、砂仁。若胃口痛甚，用指迷汤或养胃汤。亦有孕痛者，何以辨之？服安胎饮，消食理气之药，俱不效，但脐近下处肿痛发光者，即腹痛也。因孕妇生之，名之曰孕痈，宜十补托里散，此药补而不碍胎；其次千金托里散亦可。

① 衄：同“衄”。

有脐下冷痛腹胀，小便频数，大便滑泄，缘正气虚弱，过吞生冷所致，宜安胎饮加枳壳及和气之药。如小腹痛，须察其脉，若可安，紫苏饮安之；不能安，则用活血行气之药；其内伤甚者下之。若血结不下，必腹中疞痛[1]，服金屑散。或宿食炫癖，气血瘀痛，葱白散主之。一切血痛，肉炙散、白术煎。腰痛甚者，肾虚也，其胎多堕，宜急服安胎饮以固其胎。腹不寒，紫苏饮可加黄芩。若胎不时转动，如腰腹痛者，亦宜安胎饮。

胁肋痛

孕妇胁痛甚者，其说有三：或因哭泣，或因忿痛，或因内伤。如内伤者，现有胎，不可用行伤药，只宜童便酒，或紫苏饮加白芍、当归、砂仁、人参、童便煎服，亦足以固胎。或曰：胁痛非芥子不能达，柴胡、枳壳亦可用。如背痛者，气滞而不运也，宜紫苏饮。

妊娠口干烦闷，不得卧者，名曰子烦，紫苏饮主之。又有口舌生疮，咽喉肿痛者，切不可用防风通圣散。有孕妇未产而乳汁先下者，名曰乳泣，生子多不育。有儿在母

① 疞（jiǎo 皎）痛：腹中急痛。

腹中啼哭，不须服药，用黄豆打番，招孕妇细细拾之，其哭自止。

子肿

子肿危殆歌

子肿伤肝唇定黑，缺盆平也必心伤。

背平伤肺脾脐凸，脚背平时肾病深。

妊娠浮肿，其说有二。盖胎前患水肿者少，而患胎气者多，乃气病也，名曰子肿，紫苏饮主之。若小便不利，腹胀者，水肿也，紫苏饮加泽泻、车前、白术治之。三焦无病者，加山栀、黄芩，利小便甚捷。如孕妇浮肿，上半身者，宜发汗；下半身者，宜利小便；上下俱肿，汗利兼施；服药肿退而脱身者，不必再药。

凡妇人怀孕，宜别室安睡，常使身心清净，不得再犯房事。【眉批：谁能如是？】夜睡须左右转换，使小儿左舒右展，肢体活动，临产自然快便，生子亦聪明少疾。

昔有一医宿店，值店妇生产，数日不下，下体甚冷。急以椒、橘、茱萸、干姜、良姜等煎浓汤，熏洗脐、腹、产门等处，气温血行而遂产。

胎漏

胎漏歌

血下如同月水来，漏干胞血必伤胎。

胎伤妊娠须忧虑，急赐灵丹救得回。

只缘欲火房劳损，非是寻常虚漏胎。

盖胎之漏者，必有因而来，或误吞动胎物，被热毒所侵；或房劳而伤损，损轻则漏亦轻，损重则漏亦重，血尽而胎死；或因母病而胎动者，病治而胎自安；或胎不坚固而母病者，胎安而母自愈矣。

又有值经期而见血，每月一至，名曰漏胎，宜服安胎饮，或紫苏饮加黄芩、白术、阿胶、砂仁，自然无事。亦有伤胎气而下血不止，宜夺命丹。胎未损者，服之可安；已损者，服之即下。

胎前杂证

孕妇卒然不语，名曰哑胎，不须服药，产则能言矣。【眉批：医者须知。】盖声出于肾，胞络贯肾，故不能言也。《经》曰“九月而哑，十月当复”便是。

妊娠谵语，用四物汤，倍加白芍、当归，去生地，合二陈加山楂、薄荷、姜汁治之。

孕妇舌青者，子死腹中也，用麝香五分、肉桂三分，为末，煮酒调服。如双胎一生一死，亦宜此方。因母患症熏蒸其胎，致儿灼死，死儿着冷，不能自出，或用黑神散之类，以暖其胎，胎自下矣。

孕妇小便频数，名曰子淋，服内补汤立效。小便不通者，乃胎下坠而压膀胱，名曰转胞，宜补中益气加车前。有内伤者，乃血郁不去，今之梗痛是也。

妊娠大便秘结，乃血枯气闭也，四物汤加枳壳、桃仁。孕妇水泻，宜分别而治之，忌理中五积散，因有干姜、玉桂也。伤食泻者，养胃汤加消食药。有伤生冷而泻者，亦用养胃汤加木香。火泻者，香薷饮，夏月暴注下迫者是也。暑泻者，胃苓汤加香薷。气虚作泻者，肠鸣而不痛，水谷不化者是也，补中益气汤或四君子汤。胎前血泻，胃苓汤加木香、砂仁；或紫苏饮加神曲、泽泻、黄连。胃口发饱，夹痰呕逆者，忌用参、连。【眉批：俱系的当治法。】胎前产后痢，载《痢证汇参》，故不赘。

怀孕五六个月或七八月，胎忽乱动，两三日间或痛，或有水下，但腰不甚痛，是胎未离经，名弄胎，又曰试胎。胎水有无俱不妨，但直身坐卧行立，不可惊忧逼迫，以致误事。二者俱非正产，必因触犯所致。凡孕妇五六个月，或三四个月，常要紧束其身，勿令胎放肆；又不可饮酒、常沐浴。【眉批：人家怀孕者，须预为申说此等。】

《达生编》云：小产当慎，三五月而堕者，谓之小产。此因脏腑损伤，胞系腐烂，以致堕胎。此比之大产更甚。大产瓜熟蒂落，本无足虑，尚有多少艰难，何况损伤胞系而堕乎？轻视小产，每致殒命。须倍加将息，宜服补血养气、去瘀生新之药。世有服落胎之药者，害莫大焉，此丐户稳婆所为，医者断无此事也。

催生

催生之说，自古相传。然瓜熟蒂落，何必催也。【眉批：明彻语。】催之非但无益，转或有害。有用兔脑丸者，有用千年蒀[1]者，有用催生石者，有急性子者，有笔头灰者，有蓖麻子捣烂涂足心者，用之多有不验，徒增繁扰。嘻！平时失于调护，任意行房，以致难产，频以催之，又何济乎？此愚夫愚妇之所为也。

儿在母腹，男女有别。男子负阳背阴，女子负阴背阳。在腹中亦然，男向于内，双手倾捧母心；女向于外，

① 蒀（yūn 晕）：一种植物，即“万年青”。

居母心下，两手自捧头面而背母足居下。至临盆时，倒转而顺出矣。若产母侧卧，致儿倒运不转，即有横生逆产之患。故坐草切不可太早，须再三令人扶掖运动，方免前祸。【眉批：要法须知。】不知此理，徒归产母之气血不足，岂不误哉！然亦有卧而产者，必令仰卧平正，使产门虚而不碍可也。卧而能产，惟血气充实者能之。若不坐不卧，无故顿住而难涩也，方可委罪于气血不足耳。医者宜鉴诸。

孕妇临产之月，胞水未破而血先下者，此乃胎伤，非产也，宜八物汤与安胎饮治之。【眉批：见到。】若胞水已破，此欲产也，用紫苏饮以生其血。滑胎之药，须胞水破，痛阵急，十月满足者，方可服。【眉批：是极。】若胞水未破，腹痛未甚者，虽十月满足，恐未坐草，只服安胎饮或紫苏饮，白芍换赤芍，当归用尾，去人参，加姜、葱水煎，入童便一杯，忌用桃仁活血之药。

胞水已破，儿即堕地，谓之铺蓐，生产最快利。如胞水已破，儿不下者，谓之试水，此产反迟。有停一二日而产，有服安胎饮而水止痛定，至五六日而方产者，切不可于破水时即用稳婆动手，令胎妇费力痛苦，多致受累。【眉批：要语。】胎累日不下者，宜生气血，助其胞水，佛手散或紫苏饮。临蓐先放红水，致儿干搁，与行船无水同，宜紫苏饮以生其气血。如临蓐腰腹俱痛，不可用稳婆轻易探候，即胞水已破，腰痛已极，止当令孕妇扶掖走动，则生育自然顺也。【眉批：字字金针。】至于横生逆产之患，皆因先动手故也。其脐带系于命门，儿将育时，两手洗荡，使脐带脱落，然后得出，安得不痛？【眉批：洞见肺腑。】即所谓瓜熟蒂落是也。

海虞吴道源本立　纂辑
王式金声谷　评定
同里
刘文思庭辉　参订

卷之五

难产

难产生死歌

欲产之妇脉离经，沉细而滑腹又疼。
定知半夜应分娩，脉法由来载《内经》。
大凡临产应如此，产妇安然切勿惊。
身重寒热痛频频，唇甲之色黑复青。
子死腹中从此验，舌青冰冷母归阴。
面赤舌青须细看，母活子死定分明。
唇口俱青白沫出，子母俱亡自可凭。
面青舌赤沫又出，母死子生定知真。
临症过来俱应验，方知前哲不虚陈。

难产之症，宜服童便，磨神仙聚宝丹服之。或有不顺者，用蓖麻子肉十四粒，朱砂、雄黄各五分，蛇壳尺许烧灰，加麝香一分，共为末，将水和作一丸，用川椒汤淋产妇脐内，次将丸药纳脐中，用绵纸数层覆其上，再用阔布缚住，待胎下，即去其药。

盘肠生[1]

推肠生者，若肠不收，用新汲水入醋少许，三喷其面，即自缩而上矣。若肠下时，须用温汤洗湿，米筛盛之。若沾染尘垢，及着干物，即不肯上，且粘住断绝，而母命不保矣。又法：将产妇顶心发分开，用蓖麻子肉捣烂，敷于颠顶，将肠温水养之，其肠即收，则母命全矣。【眉批：此法尤稳，历已验过。】

踏莲花生[2]、横生

又有横生逆产，手足先出者，用细针连刺儿手足，将盐擦其刺处，即便缩上，俗谓讨盐生也。

有头胎生，曾二三个月随堕，嗣后第二三胎，仍前复堕，名曰滑胎，不可复安矣。必须于有胎之后，曾有正产一次，后无此患矣。

---

① 盘肠生：即推肠生、蟠肠生等，古人认为产母平日气虚，临产时努挣，浑身气血下注，以致肠随儿下，儿娩出后肠仍不收。相当于临产时产妇直肠脱出。

② 踏莲花生：即脚踏莲花生、倒产、逆生、逆产等，指分娩时儿足先下。相当于足位分娩。

按：紫苏饮一药，能治临产惊恐气怯，累日不下，乃妊娠之要剂也。

壬午年间，曾有某室怀孕十月满足，忽然腹中大痛，即唤稳婆守候。稳婆欲图大望，假意探胎消息，将指摘破胞衣，水流不止，胞水流干，胎元干搁，不能转运，日夜无眠，痛亦不已，约四五日矣。【眉批：此等杀不可恕，所以戒稳婆勿先动手者为此。】

邀余往视，诊其脉，六脉离经，或曰六脉已散，命将危矣。余察其舌色鲜红，毫无青色，谓曰：不妨，将临盆矣。或曰胞浆已干，有何生理？答曰：古有急开支河之法，即大剂四物、人参，加入车前五钱、柞枝一两，煎汤代水煎服。【眉批：此所谓知明处当者。】

房中稳婆三个，议论纷纷，或欲早用钩割，以全母命。余曰：各人不可动手，瓜熟蒂落，可保子母两全。【眉批：有主张。】服过药后，少顷，腹中大痛，唤人扶掖走动，儿即堕地。今已十二岁矣。

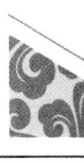

临产

临产歌

临产之时勿易看，蓦然气凑目珠翻。
唇青口噤流涎沫，子母双双入死关。
舌色鲜红唇面黑，子存母死片时间。
面红舌黑儿难保，佛手仍须夺命丹。
横逆催生龙蜕散，滑胎可救漏胎干。
死胎欲下芎归饮，更捣蓖麻脚底摊。
血入胞中时胀闷，上冲心胃死何难。
朴硝散共红花酒，夺命神丹逐下安。
产下血逆成血晕，清魂急灌命须还。
血由一倒心无主，目暗神昏汗雨漫。
气随血脱多难救，桂附参芪大剂堪。
血冲心闷成狂妄，喘促蒲黄不等闲。
儿枕痛知缘恶露，当归失笑效非凡。
忽然口噤言颠倒，见鬼原非风与寒。
败血上冲心血耗，妙香散共黑龙丹。

夫妇人临产，死生反掌，若善于救治者，实可以起死回生。【眉批：正难得善于救治者耳。】稍不急救，多致夭枉。救之不得其法，药之不能应手，亦莫全其生也。将产努力过多，儿转未逮，以致胎落于胯。

不能育者，有因子横、子逆而难产者；有体肥脂厚，平素逸而难产者；有子壮大而难产者；有年长遣嫁，交骨不开而难产者；有胞水先破，胞内干涩而难产者；有胎死腹中而不下者，其腹冷舌黑可验。【眉批：此段言产时变症，可谓穷形尽相矣。留心女科者，不可不深明乎此。】

有胞中积水，其腹大异常，脉息细弱，名曰胞水。时医不识，疑为双胎，临产必去水斗余，方产。其儿手足，必然软短残疾，盖水渍其胎故也。医者识此，早用去水之药，儿斯无恙矣。

有儿下地，去血太多，产下即死者；有血奔上而昏晕者；有子下而胞不下者；有败血灌满胞中者。如胞不下，须行去胞血，则自下也。有因稳婆取胞，误伤内脏，轻则带疾，重则伤命。慎之！慎之！大抵贫贱妇人生育极易者，以其劳役，胎气流动故也。富贵之家，厚养安逸，身体肥壮，每难生育也。【眉批：阅历有得之言。】

《脉经》曰：

临产六至，脉号离经。

或沉细滑，若无即生。

浮大难产，寒热又频。

此时急候，急于色征。

面颊唇舌，忌黑与青。

面赤母活，子命必倾。

若胎在腹，子母归真。

临产之时，切不可喧闹，选一善熟稳婆，或得力使女，无使挥霍慌张，致令产妇惊恐。宜食软饭稀粥。若腹中痛，且令扶行，或痛或止，名曰弄胎。不可使稳婆手探，尤不可屈腰卧眠。【眉批：此条指示临产时方法，信剀[1]切详细矣。解此，何产危之有？】如连引腰痛，眼前如见火光，此是儿转运。须扶掖徐行，起若艰难，即持物立住。须臾直至腰腹相引，难以行立，然后坐草。切勿太早，恐儿在腹难以转动，及胞水先破，子道干涩，皆主难产。

若心中热闷，将生鸡子一枚，打破吞服。抱腰之人，不可倾斜，则儿自然顺下。若临事仓惶，用力失宜，随有难产之患。小儿已出，勿令便睡，宜闭目而坐，少顷方扶上床，仰卧立膝，勿令熟睡，宜频唤醒。切不可以得男为喜，喜则伤心，恐生红汗之症。亦不可以得女为忧，忧则致败血攻心之患。房中常以醋烟熏之，以防晕闷血升。数日之外，不可勉强下床；一月之外，莫犯房事。谨之！

① 剀（kǎi 凯）：跟事理完全相合。

慎之！

儿捧母心

妊娠临产，有儿凑心不下者，其儿手必捧母心，多致母子俱亡，必用药引入心分，解开儿手，方得产下。【眉批：此法不可不知。】盖儿手捏物最紧，药气一到，其手自软，故曰解开。儿捧母心者，急用猪心血，调乳香五钱，煮酒送下，儿手遂开[①]。

胞衣不下

有产后胞衣不下，不可视以为细故而忽之，多有升至心而死者，不可不知。如胞衣不下，用花蕊石一两、硫黄四两，入罐，盐泥固济，煅过为末，童便酒调一钱，即下。胞衣未下时，产妇将己发推入口中，似欲作呕势，胞衣即下矣。

有胞水放干，儿不肯下者，急以大剂四物加车前一二

---

① 儿捧母心者……儿手遂开：文中此句原在“有产后胞衣不下……不可不知。”句之前，为便于阅读和目录与正文照应，今依据文意调整。

合，流水煎，频频服之，儿即随水而下。此急开支河法也。虚者加人参。

《准绳》云：胞衣不下，用瓦油盏烘热，仰放产妇脐上，令男人以脚抵住油盏，其胞即下。乃乡村之法，果验。

交骨不开

交骨不开，有因元气素弱，胎前失于调养，以致气血不能运达而然，用加味芎归汤加柞树枝一两，大剂服之；外以麻油调滑石末，涂入产门，交骨渐开。

达生散（即紫苏饮）　胎前之妙剂，催生之良方。

大腹皮三钱　**人参**　**紫苏**　**陈皮**　**归身**各五分　**白术**　**白芍**各一钱　**炙草**二钱

加黄杨头七个，枳壳、砂仁五分，青葱五茎，水煎服

此方补中行滞，能下死胎。

胃苓汤

苍术　**厚朴**　**广皮**　**白术**　**茯苓**各一钱半　**猪苓**一钱　**甘草**六分　**官桂**五分

姜一片，水煎。

防风通圣散

防风　荆芥　麻黄　山栀　赤芍　大黄　朴硝　甘草　桔梗　川芎　归身　滑石　薄荷　黄芩　白术　石膏　连翘

黑神散　治胞衣不下。

熟地　归尾　赤芍　蒲黄　肉桂　炮姜　甘草　黑豆半升，炒

童便冲服。

神仙聚宝丹

熟地　川芎　乳香　五灵脂　琥珀　当归　硫黄　花蕊石　良姜　黑龙　百草霜

夺命丹　治子死腹中不下。

桃仁　赤芍　官桂　茯苓　丹皮

养胃汤　治恶阻。

当归　白术　白芍　茯苓　半夏　藿香　砂仁　陈皮　神曲　香附

姜三片，大枣二枚。

五积散（见前）

安胎饮（见前）

苦楝丸

苦楝打碎，酒浸　茴香炒　当归等分

共为末，酒糊丸。

妙香散（见产后）

清魂散（见产后）

难产缩胎法

丹溪曰：世之难产者，往往见于郁闷安佚之人，富贵豢养之家。若贫贱辛苦者，无有也。古方书止有瘦胎饮一论，而其方为湖阳公主作也。实非极至之言，何者？见其有用此方者，其难自若。

予表妹苦于难产，后遇胎孕，则触而去之，予甚悯焉。视其作为，惟勤于针指，拘思旬日，忽自悟曰：此正与湖阳公主相反。彼奉养之人，其气必实，耗其气，使平和，故易产。【眉批：医须心悟，不可刻舟求剑。】今形肥，知其气虚，久坐则气不运，必气愈弱，儿在胞胎，因母气不能自运耳，当补其母之气，则儿健易产矣。

令其有孕至五六个月来告，即与全方紫苏饮，加补气药，与数十帖，果得男而甚快。遂以此方，随母形色性禀，参时令加减与之，无不应者。因名其方达生散。【眉批：所谓神而明之，存乎人也。】

白术散　治子肿。

白术一钱　**姜皮**　**陈皮**　**茯苓皮**　**大腹皮**　**桑皮**

各五分，为末，米饮调服。

竹叶汤　治子烦。

淡竹叶　**麦冬肉**　**黄芩**　**人参**　**茯苓**　**防风**　**知母**

水煎服。

参术饮　治转胞。

当归　**熟地**　**川芎**　**白芍**　**人参**　**白术**　**陈皮**　**半夏**　**甘草**

姜三片，水煎。

参术膏　转胞屡验。

人参二钱半　**白术**二钱　**黄芪**钱半　**茯苓**一钱　**陈皮**一钱　**桃仁**一钱　**炙草**五分

用羊、猪胞煎汤代水。

娄氏十产论①

一曰正产。妇人怀胎十月满足，忽腰腹作阵疼痛，相次胎气顿陷，至于脐腹痛甚，乃至腰间重痛，谷道挺进，继之浆破出血，儿子遂生。此名正产。

① 十产论：底本作“十全论”，今据前后文校勘。

二曰伤产。妇人怀胎，未产一月之前，忽然脐腹疼痛，有如欲产之状，仍却无事，是名试月，非正产也。但一切产母未有正产之候，即不可令人抱腰，亦不可令产母乱动用力。【眉批：产母切记。】若儿身未顺，才方转动，便教产母虚乱用力，使儿错落。忽横忽倒，不能正生，皆缘产母用力未当，用力之所致也。直待儿身顺，临逼产门，方始用力一送，令儿下生。此名伤产。

三曰催产。孕妇欲产，浆破血下，已见是正产候，但却未服药，不生，即可服催生药试之。或有经及数日而不产，则产母困倦，亦可服药，助产母之正气，令儿速生。此名催生。

四曰冻产。乃冬月寒冷，产母经血得冷则凝，以至儿不能生下，此害最深。若冬月生者，下部切不可脱棉衣，并不可坐卧寒处。当满房着火，常有暖气，令产母背身向火，令脐下、腿膝间尝暖，血得热则流行，儿便易生。名曰冻产。【眉批：调护得法。】

五曰热产。时当夏令，威焰酷烈，产妇要温凉得所，亦不恣意取凉，伤损胎气；又不可房中人多，热气逼袭产母，使产母血沸，发热头疼面赤，昏昏如醉，乃至人事不省。此名热产。

六曰横产。儿先露手，或先露臂，此由产母未当用力而先用力故也。【眉批：至言。】儿身未顺，用力一逼，遂致身横，不能生下。当令产母安然仰卧，然后推儿。徐徐先推其手，令人直上；渐渐逼身，以中指摩其肩，推上而正之；或以指攀其耳而正之。【眉批：良法。】必须产母仰卧，以便推儿正之。候其儿身正，煎催生药一盏服之，方可用力，令儿下生。此名横产。

七曰倒产。产母胎气不足，关键不牢，用力太早，致令儿不能回转，便直下先露儿足。当令产母仰卧，令稳婆推其足，渐渐入内，不可令产母用分毫力；亦不得令其惊恐，务必安慰，使儿自顺。【眉批：要言。】名曰倒产。

八曰偏产。儿身未正，产母用力一逼，致令儿偏柱左腿或偏柱右腿，故头先露，偏柱一半，不能生下。当令产母仰卧，次令看生之妇，轻轻推儿近上，以手正儿头，令儿头正后，产母用力一送，即便生下。若小儿头后骨偏柱谷道，只露其额，当令看生之人以绵烘热，裹手于谷道外旁，轻轻推儿头端正，便令产母用力一送，儿即下也。此名偏产。

九曰碍产。儿身已顺，而露正顶，不能生下。盖因儿身回转，脐带攀其肩，因此露顶，而不能生下。当令产母仰卧，令看生之妇，轻轻推上，徐徐引手，以中指按儿肩下，拨其肚带，仍须候儿身正顺，方令产母用力一送，儿即生下。此名碍产。

愚按：人凡横产、倒产、偏产、碍产四法，若非稳婆精良妙手，不可依用此法，恐恣其愚蠢，以伤人命也。今世之倒产者，往往随其倒足生下，名曰踏莲花生，并无后患，子母双全，不必依前条推足上法亦可。如碍产者，往往肚带有缠在儿头顶上，而儿头自出在产户外，稳婆以指拨其肚带，从儿头顶过下之者；又有肚带缠住头顶一匝，而儿与胞衣一齐同下者，倘漫用前法推入产门，转恐误事也。

十曰坐产。言欲临产时，高处系一手巾，令产母以手攀之，轻轻屈足坐定，令儿生下，非坐在物上也。【眉批：良法。】此名坐产。

昔有赵都运恭人，每产则大肠先出，然后则产，产后则大肠仍露，甚为苦之，名曰盘肠生。医不能疗，偶在建昌，得一良法，而可收之。用醋半盏，新汲冷水七分调匀，噀[①]产母面，每噀一收缩，三噀收尽，是良法也。

产母肠不收，用香油五斤，煎热盛盆，俟温坐油盆上，约坐至半时，以皂角末吹入鼻中，嚏作立收（《斗[②]门方》）。又法：用半夏末搐鼻中，则肠立收上；又纸捻蘸香油点灯吹灭，以烟熏产母鼻中，肠亦立上。

---

① 噀（xùn 讯）：含在口中而喷出。

② 斗：底本作“十”，今据文意校勘。

丹溪曰：胎前毋滞，产后毋虚；产后一切皆不可发表；产后不可早用白芍，以其酸寒，克伐生发之气故也。

大凡产后，不可食物过多，恐成积滞。【眉批：是极。】若未满月，不可强起离床；不宜多言喜笑，及惊恐忧惶，悲思恼怒；不宜久坐久立，及作针工，恐满月之后，即成蓐劳；并油腻鱼肉之类，皆不可犯。凡产后百日之外，方可交合，不尔，百病滋长。慎之！凡妇人患风气，脐下虚冷，莫不由早行房之故也。

或曰：新产之妇，好血已亏，污血或留，彼黑神散，非要药乎？

答曰：至哉坤元，万物资生，理之常也。初产之妇，好血未必尽亏，污血未必尽积，脏腑未必寒，何以药为？饮食起居，勤加保护，何病之有？诚有污血体怯而寒，与之几帖，亦自简便。或有他病，当求病起何因，病在何经，对症投剂，何用杂药乱投？

诚有性急形瘦，易怒火多者，夏月坐蓐，时行火令，姜、桂皆为禁药。至于保护之法，尤为悖理。肉汁发阴经之火，易成内伤之病。先定有训戒，何胡为羊、鸡浓汁作糜？而又服当归丸、四顺理中丸之类，虽是补药，并是偏热。若脏腑无寒，何处消受？若夫儿子初生，母腹顿宽，思食鸡子，而不思鸡子难化，辗转生病。

每见产母无疾者，却去黑神丹，不可与鸡子肉食，且与之白粥干菜，间以少些白鲞[1]，半月方与别物，大能养胃却疾。彼富贵之家，骄恣之妇，卒有白带头风，气痛膈满，痰逆口干，经事不调等症，皆是阳盛阴虚之病。天生血气，本自和平，又焉知其有此等谬迷，有以兆之耶！

① 白鲞（xiǎng 响）：指晒干的石首鱼，其味甜美。

卷之六

海虞吴道源本立　纂辑
王式金声谷　评定
同里　刘文思庭辉　参订
男　朝栋治平　校

产后门

妇人产后，如无他症，不必服药。三日之内，但以荆芥炭、益母草、砂糖煎汤，频频与饮，使恶露下尽，自无血晕腹疼之患。切不可饮酒及鸡子、牛、羊、猪肉之类。须以白粥干菜调理，或松江淡鲞蒸熟食之。半月方可食鲜肉，渐渐加增，才免阳盛阴虚之患。

若去血过多，恶露未净，或伤饮食，或感风寒，或夹气恼，或三日蒸乳，皆能发热憎寒，身疼腹痛，当以意消息，不可偏执而用药也。丹溪云：产后以大补气血为主，虽有杂症，以末治之；产后不可发表；又不可早用白芍，以其酸寒，恐伐生气也。慎之！

凡妇人产后阴血虚，阳无所附而浮散于外，故多发热，治宜四物补阴血，而炮干姜之辛温从治，收其浮散，使归于阴。然产后脾胃俱虚，多有过服饮食所伤，滞而发热者，误作血虚则不效矣。如遇产后发热，须审问何物所伤，有食无食，胸膈可有饱闷，如恶食泄泻，只作伤食治。若发热而饮食自调者，方用补血药。产后血晕，因虚火引血上行，渐觉昏晕，急以鹿角烧灰，出火毒，研极细末，煮酒、童便调和，灌下即醒，行血最快。

又法：用铁秤锤，炭火烧红，以醋淬之，令产妇鼻嗅

之，即醒。【眉批：此法最稳。】

郑良栋曰：新产血晕，不省人事，大类中风，切不可遽以中风治之，急服琥珀丸即愈。【眉批：明语。】如儿已下地，一时血晕，昏昏不醒，速扶起抱住，勿令卧下，快与童便灌之。如不醒，再以烧红炭投醋中，使醋气透入产妇鼻内，即苏。【眉批：良法。】因症用法，无不应效。

产后子已在蓐，切不可使之即卧，须扶坐片时可也。因初产之妇，血气未定，恐其血乘虚而上逆。慎之！【眉批：产者须知。】

新产饮酒大忌乃第一证，但服童便为妙。他药苦寒，虽用降下之品，却能凝滞败血，且产后即发热，切不可服凉药，以其伐生气而血凝也。【眉批：名言。】若童便乃人身之元气所成，名曰还元丹，惟能降火，盖以人补人之义。新产饮食最难克化，如赤豆、沙鸡、鸭蛋之类。盖新产暴大下血，脾胃甚弱，最易成病。

新产之脉缓滑结，实大弦紧鬼来侵。

若得重沉小者活，忽觉坚牢命不存。

寸口涩疾不调死，沉细附骨不绝生。

请看此候分明记，常须念此向心经。

败血冲心

新产胞衣不下，血晕不醒，腹中刺痛，败血攻心，或眼闭口噤，或谵语狂言，困顿垂死者，以琥珀黑龙丹灌之立效；或黑神丹亦可。

产妇败血有冲胃、冲心之辨，不可混治。冲心，癫狂作乱是也；冲胃者，饱闷呕恶是也，二者俱属危症，用药不可不速，迟则不救。【眉批：分析清楚。】

王肯堂曰：产后败血有冲胃、冲心、冲肺，三者皆属危症，用药不可不速。冲胃则呕，冲肺则喘，冲心则发狂跳跃，急令两人扶住，急宜童便、降香、沉香、当归煎汤灌下，其恶血自下行，新血各归经，即时安宁矣。【眉批：良法宜知。】

皇甫中曰：产后败血停蓄，上干于心，心气闭塞，故舌强不能言语者，八珍散。产后内因痰气郁滞，闭目不能语，用明矾一钱为末，白滚汤冲服。【眉批：肯堂之法。】

产后去血过多，晕闷不醒者，芎归汤。产后虚火引血上行，血迷血闷，晕昏不知人，清魂散；如不醒，以韭菜一二斤捣烂，入壶中，沸醋倾入壶内，覆壶盖，以壶嘴放鼻间熏之，即苏；【眉批：此法亦佳。】或干漆烧烟，令产妇嗜烟，如不醒，急掐其人中，提顶心头发，灌之以童便、姜汁，自然苏醒。

黑龙丹 治产后一切血证，及胞衣不下，危急之症。

当归二钱 **五灵脂**二钱 **川芎**二钱 **熟地**二钱 **良姜**二钱

上药一两，以沙盒盛赤石脂，以纸包盐泥封固，炭火煅令通红，火候冷取开，看成黑色，研细，入后药。

百草霜五两 **硫黄**钱半 **乳香**钱半 **花蕊石**一钱 **琥珀屑**一钱

后药与前药研极细，以醋糊为丸（如弹子大），每服一丸，炭火煅令通红，投入老姜自然汁与童便，入酒漉出，烘干研细，只以此酒下。

清魂散 治血迷血晕，昏迷不省。

泽兰叶一两 **人参**一两 **荆芥**四两 **炙甘草**八分

每服二钱，热汤、温酒各半盏调服。

产后血晕

问曰：新产妇人有三病，一者病痓[①]，二者病郁冒，三

① 痓（zhì 至）：痉挛。

者大便秘结，何谓也？

师曰：新产血虚，多汗出喜风，故令病痉；亡血复汗寒多，故令郁冒；亡津液则胃燥，故大便难。

产后血晕者，气血暴虚，未得安静，血随气上，迷乱心神，故眼前生花，甚者令人闷绝，不知人事，口噤，神昏气冷，宜服清魂散，即苏。

荆芥散 治产后血晕，精神昏昧。

荆芥一两三钱 **桃仁**五钱，炒

为末，滚汤下三钱；如喘，加杏仁、甘草各三钱。

娄氏曰：产后下血多而晕者，但昏闷烦乱而已，当补血。下血少而晕者，乃恶露不下，上抢于心，则心下满急，神昏口噤，绝不知人，当破血行血。【眉批：省分辨。】

丹溪曰：妇人产后血晕，此乃虚火载血妄行，渐觉昏迷，以鹿角煅灰出火毒，研极细末，用童便煮酒灌下，即醒。此物行血极妙。

独行散 治产后血晕昏迷不醒，冲心闷绝，五灵脂四钱，一半炒，一半生，共研极细末，温酒调下二钱，即苏。

产后郁冒

仲景曰：产后郁冒，其脉微弱，不能食，大便反坚，但头汗出。所以然者，血虚而厥，厥而必冒，冒家欲解，必大汗出。以血虚下厥，孤阳上出，故但头汗出[1]。所以产妇汗出者[2]，亡阴血虚[3]，阳气独盛，故当汗出，阴阳乃复。大便坚，呕而不食者[4]，小柴胡汤和之。

产后郁冒[5]，由胃弱不实，多汗故也。血虚必厥，厥必郁冒，白薇汤。产后三疾，郁冒则多汗，汗多则大便秘结，此皆去血过多，难以药治，苏麻粥主之。

白薇汤 治汗多。

白薇三钱 **当归**三钱 **人参**钱半 **甘草**七分

---

① 故但头汗出：《金匮要略·妇人产后病脉证治第二十一》为“故头汗出”。

② 所以产妇汗出者：《金匮要略·妇人产后病脉证治第二十一》为“所以产妇喜汗出者”。

③ 血虚：底本作“血处”，据《金匮要略·妇人产后病脉证治第二十一》校勘。

④ 呕而不食者：据《金匮要略·妇人产后病脉证治第二十一》为“呕不食者”。

⑤ 产后郁冒：此段“产后郁冒……苏麻粥主之”及白薇汤、苏麻粥主治、组成和用法原在卷之七“产后咳嗽”内，据文意调整于此。

水煎服。

苏麻粥 润肠。

苏子、麻仁，不拘多少，研烂取汁，煮粥食之。

产后如狂喘满

产后血抢心闷如狂，喘满欲绝者，蒲黄散。恶露不尽，心腹痛，黑神散。恶露不尽，儿枕痛，当归失笑散。产后忽然口噤，语言颠倒，如见鬼状，此败血攻心，非风寒邪祟也，妙香散；或用黑龙丹，煅过酒调下。

蒲黄散 治恶露不快，血上抢心等症。

干荷叶二钱半 **甘草**二钱半 **丹皮**二钱半 **元胡**二钱半 **生地**二钱半

㕮作二剂，水煎，入蜜[1]少许，温服。

黑神散 治恶露不尽，胞衣不下，腹痛不止。

黑豆炒，半升 **熟地**四两 **当归**四两 **肉桂**四两 **干姜**炒，四两 **生蒲黄**四两 **炙甘草**四两 **炒白芍**四两

共为末，每服二钱，童便、酒各半盏调服。

当归失笑散 治产后心腹绞痛欲死，及儿枕作疼。

① 蜜：底本作“密”，据文意校勘。

当归五钱　**炒蒲黄**五钱　**五灵脂**五钱

共为末，每服二钱，醋调熬成膏子，白滚汤下。

妙香散

麝香一钱，研　**远志肉**一两，去心　**黄芪**一两　**人参**五钱　**茯苓**一两　**茯神**一两　**桔梗**五钱　**甘草**五钱　**木香**二钱，煨　**朱砂**三钱　**淮山药**姜汁炒，一两

共为末，每服二钱，开水调服。

滑胎散　治坐草太早，努力过多，以致难产。

滑石六钱　**冬葵子**五钱　**甘草**二钱

为末，每服二钱，酒下。

神应散　治横生逆产，胞浆先破。此药如鱼得水。

白芷一两　**百草霜**一两

为末，童便、酒调下三钱。

牛膝汤　治胞衣不下，脐腹坚痛，服此烂下。

牛膝四两　**瞿麦**四两　**当归**三两　**通草**六两　**滑石**八两　**葵子**五两

水九升，煎至三升，三次服。

黄芪汤　治产后去血过多，自汗不止。

炙黄芪二钱　**白术**一钱，炒　**防风**一钱　**熟地**二钱　**牡蛎**钱半，煅，研　**茯苓**一钱　**麦冬**五分　**甘草**五分　**大枣**二枚

水煎服。

茯神散 治产后心虚，怔忡不定，神思不清。

人参一钱 **茯神**八分 **甘草**一钱 **山药**一钱 **当归**一钱 **肉桂**五分 **远志肉**一钱 **生姜**五钱 **大枣**二枚

水煎服。

当归羊肉汤 治产后寒热自汗，肢体疼痛，名曰蓐劳，诸药无效者。

当归七钱 **人参**七钱 **黄芪**一两 **生姜**五钱 **羊肉**一斤

煮汁五大碗，入药煎四碗，作六服。

腹痛下血，胃虚呕逆，砂仁二钱，炒研末，酒调下，或佛手散。

血虚发热

产后血虚发热歌

产下婴儿血气空，丝毫触犯便伤营。
倏然致疾如山重，不与寻常一样同。
去血过多因发热，炮姜参术与川芎。
阴阳作热心烦闷，自汗黄芪可奏功。
恶心呕逆伤脾胃，抵圣汤医腹胁膨。
归芪止汗除身热，不愈当归取效崇。

风中愈风汤立验，茯神散子治怔忡。
诸风痿痹筋搐搦，时世名医认血风。
乍见鬼神由血耗，调经散服起疲癃。
中风口噤牙关闭，拘挛身张似角弓。
此是血虚筋瘈疭，举轻古拜配归芎。
产后经来因适断，感于异症在其中。
手牵足搐牙关紧，昏冒柴胡视听聪。
阴虚发热增寒证，昼日清明夜觉凶。
加增四物神功大，一服能令病脱躬。
胞中误损成淋症，参术煎膏溲自通。
浮肿必须分水道，忧思郁结在宽胸。
痢初化滞香连芍，积久须当用胃风。
初感寒邪微发表，热邪不解用黄龙。
燥烦实热芩连理，渴甚人参白虎从。
热泄柴芩除半夏，便难议与大柴攻。
汗多表弱宜行桂，里弱中虚用理中。
发表内攻须带补，勿行猛浪内伤营。
小便淋漓行时痛，但用茅根可治癃。
泄泻胃苓汤可用，寒加肉果桂姜同。
若因热泻并肠垢，姜炒黄连佐木通。

气血大损病

夫产后气血大损，即易产力壮者，尚有感疾为终身之患，产母不可恃健，不行保重。劳碌以损其营，多食以伤其胃。外感六淫之邪，内受七情之气，为患莫测。古云：产后勿犯丝毫，感病重于山岳。信夫！或恶露未净而发热作疼，真元不复而痿顿为劳，比比皆然也。

故产后诸疾，先以大补气血。纵有他疾，以末治之。或欲祛邪，必兼补剂，殊为切当。若以峻剂攻之，再损气血，危可立待。或恶露当去者，亦须急去，故生新温养为主，斯得其正也。

举轻古拜散 治产后中风。

荆芥炒燥

为末，每服二钱，豆淋汤调服。

产后脉

《脉经》曰：妇人新生乳子，脉沉滑小者生，实大弦急者死。又曰：妇人生产之后，寸口脉弦疾不调者死，沉细附骨不绝者生。妇人产后，因中风伤寒热病，喘鸣而肩息，脉实而浮缓者生，小紧者死。

丹溪曰：胎前脉细小，产后脉洪大，皆死症也。又曰：产前当洪数，既产而洪数如故，安得不死？《脉经》曰：产后缓滑沉细皆宜，实大坚牢涩疾俱危。【眉批：见到语。】

产后蓐劳

妇人新产后自汗，肢体酸疼，虚眩无力者，名曰蓐劳，当归羊肉汤。产后气血大亏，失于调理，自汗发热虚羸，饮食不化，时咳发渴者，人参鳖甲散；发寒热，石子汤。

郑良栋曰：产后蓐劳虚损，头痛气短，小腹胀痛而寒热者，增损柴胡汤主之。

叶盛公曰：产后蓐劳，缘生产久坐多语，运动用力，致头目四肢疼痛，寒热如疟，宜白茯苓散。

人参鳖甲散 治产后蓐劳，寒热如疟。

鳖甲炙，一两 **人参**五钱 **肉桂**五钱 **桑寄生**五钱 **当归**五钱 **茯苓**五钱 **白芍**五钱 **大熟地**五钱 **桃仁**五钱 **麦冬**五钱 **续断**五钱 **牛膝**一两五钱 **黄芪**炙，一两

共为末，猪肾一对（去膜），生姜一片，水二盏，枣三枚，煎至一盏；入前末药二钱，葱白三寸，乌梅半个，

荆芥五穗，再煎数沸，去渣，空心服。

石子汤 治产后虚羸寒热、自汗气促等症。

猪腰子一对，去膜，竹刀切碎 **香蕈**二两 **葱白**一两 **白芍**二两

上药分作两帖，每用水三升，拌[1]匀三服。

白茯苓散

茯苓一两 **当归** **川芎** **白芍** **肉桂** **黄芪** **人参**各五钱 **熟地**一两

先以水二盏煮猪肾，再加姜二片、枣三枚，入药五钱，去渣，温三服。

增损柴胡汤

柴胡 **半夏** **人参** **川芎** **橘红** **甘草**

水煎服。

抵圣汤 治产后恶露不行，败血入于脾胃。

赤芍一钱 **半夏**一钱 **泽兰**一钱 **陈皮**一钱 **人参**一钱 **甘草**七分

姜三片，水煎服。

① 拌：底本作“半”，今据文意校勘。

产后胞衣不下

产后胞衣不下，为血入胞中，上冲心胸，气血胀闷，不出欲死。必须逐其血，用红花、茜草酒煎服，或朴硝散，甚则夺命丹。如再不下，脐坚胀急痛欲死者，牛膝汤。

努力伤胎

妊娠努力及跌仆伤胎，腰腹疼痛；或胎上抢心去血，胶艾丸。或从高坠下；或努力被重物所压，触伤胎气，腹痛下血，胃虚呕逆，砂仁二钱，炒为末，酒调下；或佛手散。【眉批：此法最稳。】

胞衣先破

胞衣先破之由有二：或因母体素弱，气血两虚，胞衣故薄，儿身转动，随触而破；有因儿未转动，坐草或早，用力过多，以致胞破。如已破久则血水干，产路遂涩，儿难下也，急用大剂加味芎归汤，加熟蜜一两，助气而兼润滑，自当儿即顺下。

娄全善曰：胞衣不下，惟花蕊散取效，独妙。若乡居药肆，仓卒无之，今采得胡氏一法，甚妙。产讫，胞衣不下，稍久则血流胞中，为血所胀，上冲心胸，喘急疼痛，必致危笃。若有此患，宜急断脐带，以少物系带，必用力牢固系之，然后截断，使其子血不流入胞中，则胞衣自当痿缩而下，纵淹延数日，亦不能有害。惟以产母心怀安泰，终自可下，累试有验。

花蕊散 治产后败血不尽，血迷血晕，恶阻，败血奔心，胎死腹中，胞衣不下，至死者，但心头稍暖，急以童便调一钱服之，取下恶血或如猪肝，产妇从此可无血气、血风之症矣。如膈上有血，亦化为黄水，即口中吐出，或从小便下也。

牛膝汤

牛膝 **瞿麦**各四两 **当归**三两 **通草**六两 **滑石**八两 **葵子**五两

上药㕮咀为末，以水九升，煎至三升，分为三服。

卷之七

海虞吴道源本立　纂辑
　王式金声谷　评定
同里
　刘文思庭辉　参订
男　朝栋治平　校

产后虚渴

产后血热，心烦口燥者，凉血饮；虚烦而渴者，生脉散。盖产后虚渴，气少脚弱，头目眩晕，饮食无味，熟地黄汤；或四物加麦冬、花粉。

凉血饮 治产后虚烦发渴。

黄芩二钱，酒炒 **赤芍**二钱 **川芎**二钱 **甘草**一钱 **荆芥**二钱 **花粉**二钱 **生地**二钱 **麦冬**二钱

上药分作二服，每服加竹叶七片、灯心二十茎，水煎。

生脉散 生津止渴。

人参 **麦冬** **五味**

水煎服。

熟地黄汤

人参四钱 **甘草**一钱 **花粉**六钱 **麦冬**三钱 **熟地**五钱

分作二服，元米[1]一撮，姜、枣煎服。

产后浮肿

产后败血停蓄五脏，循经流入四肢化为水，因成虚浮肿

---

① 元米：即糯米。

者，调经散。产后气血大虚，肢体浮肿者，不可通利其水，宜大补气血，四君子汤加苍术。

调经散

当归一两　**赤芍**一两　**肉桂**一两　**没药**一钱　**琥珀**一钱　**麝香**五分　**细辛**五分　**炙甘草**二钱

共为细末，每服五分，入姜汁少许，酒调下。

产后发热

薛古愚曰：产后发热，因去血过多则血虚，血虚则阴虚，阴虚则生内热，心胸闷烦，气短头疼眩乱，骨节酸疼，晡时转甚，与大病后虚烦闷相类者，宜人参当归散主之。如血虚生热而自汗者，逍遥散；若产后脐下发热，非熟地不能治；若产后发热不已，必用炒黑干姜，详见丹溪治产后日晡发热转甚[1]，非柴胡不能治；若外皮热而内不热者，及两足觉冷者，此胃风也，宜芎苏饮。

产后寒热，恶露未净，停住胞络而发热者，仍以行血为主，小腹痛者是也，轻则四乌汤；重则醋个散；或以

① 治产后日晡发热转甚：据明代医家赵献可所著《邯郸遗稿》云："产后日晡发热转甚，非柴胡不能治，以八珍汤加柴胡，或四物汤合小柴胡汤治之亦效。"

吐泻，五积散；有食，加消导药；恶露净者，小腹不痛是也。

若产后因下血过多，而忽发寒热者，此因营卫虚损，阴阳不和也，宜加减四物汤。

初产作乳

初产有作乳者，有产下而不育乳汁者，膨上俱致发热，但此症与恶露未净，停胞络而发热者相似，而实不同，宜细细辨之。小腹痛者，恶露停蓄也，不宜服加减四物汤。若小腹不痛者，阴阳不和也，宜服之。若往来寒热，小柴胡汤主之；寒热而盗汗如雨者，麦煎散主之。

皇甫中曰：产后血虚发热，头痛自汗，心烦气短者，人参当归散。产后阴虚，气血不足而发热，日轻夜重而恶寒者，四物汤加炮姜；微热，加茯苓。产后蒸乳发热者，用四物加黄芪、人参、白术、花粉。

人参当归汤

熟地一两　**人参**一两　**当归**一两　**麦冬**一两　**肉桂**一两　**白芍**一两，炒

每服五钱，加姜、竹叶煎服。

产后风痿

产后诸风痿弱，筋挛无力者，血风汤；产后气弱汗多，风搏之而成痓，口噤，角弓反张，脊强，汗出不止者，难治，大圣散加川芎、黄芪。

血风汤

秦艽一钱　羌活一钱　防风七分　白芍一钱，酒炒　大熟地二钱　白芷八分　川芎一钱　白术一钱，炒　归身一钱半　炙黄芪钱半　茯苓一钱　半夏一钱

水煎服。

产后怔忡

大圣散　治产后因惊而发心神不定，怔忡恍惚。

川芎一两　黄芪一两，蜜炙　当归一两　木香一两　人参一两　甘草一两　茯神一两　麦冬一两

上药锉为末，每服七钱，姜三片，水二盏，煎至八分，空心服。

产后血少，怔忡恍惚，惊悸，睡不安宁者，益荣汤，或养心汤、宁志丸。产后心恍惚者，茯苓散。

益荣汤

当归钱半　**黄芪**一钱，炙　**远志**一钱　**枣仁**一钱，炒　**柏子仁**一钱，炒　**茯神**一钱　**人参**一钱　**白芍**八分，炒　**甘草**三分，炙　**紫石英**八分

姜三片，水煎服。

养心汤　治产后心虚血少，恍惚，惊悸不安。

黄芪五钱　**茯神**五钱　**远志肉**五钱　**当归**五钱　**人参**二钱　**半夏曲**　**川芎**各五钱　**枣仁**二钱半，炒　**肉桂**二钱半　**五味**三钱　**柏子仁**二钱半　**甘草**四钱，炙

上为粗末，每服三钱，加姜三片，水煎服。

茯苓散

人参一钱　**甘草**一钱　**山药**一钱　**当归**一钱　**远志肉**一钱　**茯苓**一钱　**桂心**一钱　**麦冬**一钱

大枣三枚，水煎服。

产后中风

产后中风口噤，不省人事，牙关口闭，手足瘈疭者，举轻古拜散。产后血大亏损，经络空虚，劳碌太早，风邪乘虚而入者，小续命汤或愈风汤。中风角弓反张，涎潮涌出，大豆子汤。

小续命汤

麻黄一钱　人参一钱　黄芩一钱　白芍一钱，炒　川芎一钱　甘草八分　杏仁十四粒　防己一钱　肉桂七分　附子一钱，制

水煎服。

大豆子汤

大黑豆一升[1]，炒令焦黑，候烟起，以好酒三升沃之，入瓶内水贮听用

每用此酒半升，入独活五钱，同煎十沸，温服。

血晕气脱

产后血晕与气脱，宜分别治之。

血晕是实证，逐瘀为主，此因恶露不行，恶血冲心，而心下满急，神昏口噤，不省人事者，切勿放倒，急与生化汤、失笑丹或佛手散。【眉批：逐瘀是要着。】

气脱是虚证，补正为主，此因平素虚弱，临产用力

---

① 一升：《圣济总录》有大豆酒方，主治中风口噤或伤风湿，身体痹。汤方组成：大豆三升，上一味，炒令极熟，以清酒五升沃之，可得二升。本书原文中黑大豆剂量“升”前缺具体数量。据此，可推断大豆子汤中黑大豆剂量为“一升”。

劳伤，去血过多，亦致昏晕不醒。微虚者，少烦即苏；大虚者，血竭即死。【眉批：虚实两证分明。】但察其面白、口开、自汗、手足冷厥，六脉微极，是气脱症也。生死判于顷刻，勿令放倒，令一人挽住头发，急与大剂参、归、附子等回其阳；或增损四物汤，煎浓徐徐灌之，但能下咽，即可得生。若误认血晕而以行血药投之，益速其毙也，治宜细心详究。

产后阴虚

产后阴虚血耗，四物汤加炮姜；产后去血过多，阴虚而致内热烦懑，呼吸气短，头痛闷乱，骨节烦疼，人参当归散；阴虚发热者，小柴胡汤去半夏，加花粉。

人参当归散

人参一两　**当归**一两　**肉桂**一两　**熟地**一两

每服五钱，加竹叶、生姜煎服。

小柴胡汤

人参　花粉　黄芩　柴胡　甘草

加姜，水煎。

产后疟疾

产后疟疾，宜分别施治，有寒热相兼，有热多寒少，草果饮子或青皮饮；寒多，养胃汤或四兽饮之类。

草果饮

草果一钱　川芎一钱　紫苏一钱　白芷一钱　良姜七分　甘草八分　陈皮八分　青皮一钱

水煎。

四兽饮

人参一钱　白术一钱，炒　陈皮一钱二分　茯苓一钱二分　甘草五分　草果八分　乌梅三个　半夏六分

加姜、枣，水煎服。

胜金丹

常山四两，酒蒸　尖槟榔一两

共为末，醋糊丸，未发时先吞三十丸，至五更再吞十五丸，温酒送下。丸如菀豆大，发时切不可服。

养胃汤见胎前

产后伤风

产后血气大亏，纵有寒，不可大发汗，芎归汤加人

参、苏叶、葛根微汗之。故郑氏只用带须葱煎汤服。如热不止，黄龙汤加芎、归。大热不得已，加知母、黄连。可攻可温者，临时斟酌，不可妄投峻剂，耗损真元也。慎之！

产后泄泻

产后泄泻，小便不利而泻，此阴阳不分之故，宜胃苓汤；腹痛是食积，宜加消食药；恶露不行，宜行血。若外感风寒而内伤饮食者，宜养胃汤。恶露已净，不必活血；如未净，加归尾、桃仁之类。如久泻不止，养胃汤加肉桂、肉果；如挟寒腹痛肠鸣，小水清白不浊，口不渴，加肉果、炒白芍。如热泻，肠垢，口渴，时痛时泻，火也，宜姜炒黄连、木通。或泻或不泻，或多或少者，痰也。肯堂云：产后泻痢，不可混治，以补脾为主，如白术、茯苓、神曲、甘草、陈皮之类，兼以消食理气之剂。【眉批：言可师。】

君苓汤

白术二钱，炒　**茯苓**二钱　**猪苓**一钱　**泽泻**一钱

水煎服。

胃苓汤（即君苓汤加平胃散）

产后心腹痛

产后败血凝聚，气上冲心作痛，大岩蜜汤；七情相干，血与气并心痛，元胡索汤；败血攻心腹痛，失笑散；寒邪腹痛，理中汤。

大岩蜜汤 治气上冲心。

当归一钱 独活一钱 干姜一钱 熟地一钱 甘草五分 北细辛七分 吴萸一钱 肉桂一钱 远志一钱 白芍一钱

水煎服。

元胡索汤 治心腹痛。

元胡一钱 当归一钱 白芍一钱，炒 厚朴一钱，姜炒 文术一钱，煨 三棱一钱，煨 川楝子一钱 木香一钱 川芎一钱二分 桔梗一钱二分 槟榔一钱 黄芩八分 甘草七分

水煎服。

失笑散 治胃脘痛。

蒲黄 五灵脂

产后咳嗽

产后咳嗽而恶露未尽，二陈、四物加活血药；已净，知母茯苓汤。或发热，八物加黄柏、知母少许。或伤风咳

嗽而痰多者，其治法载伤风条下。有恶露上攻，肺经受邪咳嗽，二母散；血风感寒热湿气，咳嗽痰涎，坐卧不安，四阴煎；有外感者，参苏饮。

二母散 治恶露上攻而嗽。

知母一两　贝母一两　人参八钱　茯苓八钱　桃仁十九粒，研　杏仁十九粒，研

每服七钱，煎至八分，细细呷下。

四阴煎 保肺清金。

生地三钱　麦冬二钱　白芍二钱　百合二钱　沙参二钱　生甘草一钱　茯苓钱半

水煎服。夜热盗汗，加地骨皮；痰多，加川贝。

产后脚气

产后热闷，气上冲逆，转为脚气，小续命汤去麻黄、石膏、附子。由平素感受风、寒、暑、湿、燥、火之气，因产后血气不足，遂袭于足经，因乘虚而发者，独活寄生汤。

独活寄生汤

独活一钱　桑寄生八分　杜仲一钱　牛膝一钱　细辛七分　秦艽一钱　白茯苓一钱　白芍一钱，酒炒　肉桂六分

川芎八分　防风七分　人参八分　炙甘草七分　熟地一钱　当归一钱

共为粗末，水煎服。

产后遍身疼痛

产后遍身疼痛，因早劳动行走，致气血升降失常，留滞于关节间，筋脉牵引，或手足拘挛，不能伸屈，故遍身肢节作疼，宜趁痛散。恶露不净，流于遍身肢节，腰脚关节等处作痛，宜如神汤。

趁痛散　治败血流经[1]。

当归一钱　肉桂八分　白术一钱，炒　牛膝一钱　黄芪一钱　独活八分　薤白一钱　姜三片　寄生一钱

水煎服。

如神汤　治肢节疼痛。

厚朴一钱，炒　半夏六分　枳壳七分，炒　白芍八分，炒　木香六分　肉桂六分　陈皮六分　茯苓六分　人参六分　甘草五分　苍术一钱，炒　茴香一钱，炒　香附七分，醋炒

① 败血流经：《邯郸遗稿》云："产后切勿侧卧，免致败血流经。若流至膝，轻则无妨，重则生痈，其症难愈，岂可不慎也哉！"

桔梗八分　**干姜**六分　**川芎**七分　**当归**一钱　**白芷**八分　**木瓜**六分　**桃仁**六分

水煎服。

产后气喘

产后气喘，由营血暴竭，气无所主，触发于肺，故至喘急也。此孤阳绝阴，难以治疗，十死一生之证也。若败血停滞，上逆于肺作喘者，夺命丹主之。郑氏谓产后发喘，最为危险。《经》曰：诸喘皆凶。然此亦当视其有痰无痰，痰之多少，以断其吉凶。

若痰壅盛而喘，痰声必大作，此痰犯肺金，肺不宁也。法当豁痰，其喘自定，其喘犹可救，旋覆花汤[1]主之。恶露未尽者，加生姜自然汁及行血消食药。已净而小腹不痛者，加片芩服之。若不咳而喘者，此谓肺火所迫，乃真喘也，证多不治，不必下药。

① 旋覆花汤：底本作“全覆花汤”，据《金匮要略》校勘。

产后呃忒

产后发呃，此症不宜见之，新产须辨症施治。如恶露未净者，多是血迷上冲所致，当服行血之药。已净而呃者，多因受寒也，法当顺气调脾，如紫苏饮之类。【眉批：治法清正。】

产后呕吐

产后呕恶，胃气不化也。恶露未行者，二陈、四物加减活血药；若已行者，不必活血。若胸满而呕逆者，食也，宜消导之。如饮食入胃而即呕者，火也。纳谷少顷呕出者，胃寒也，宜白蔻、丁香之类治之。【眉批：分明。】

产后吞酸

产后吞酸者少见，或因病久脾胃虚弱，致有此患耳。如恶露净后，二陈汤或四物汤，加姜汁炒黄连、吴茱萸之类。

产后不语

产后噤口不语，乃败血裹迷心窍所致，不须恐怖，但服八珍散，一月自安。亦有痰迷心窍者，二陈、四物加竹沥、姜汁，甚妙。如产后着风不语，小续命汤主之，加姜汁，其法最稳而取效亦速。

产后头痛

产后头痛，有气血虚弱、痰厥、着寒、着风之不同，不可一例而施治。气血虚弱者，四物汤；痰厥者，二陈汤；着寒、着风者，芎苏饮。随症加减。有产后感于异症，手足牵搐，咬牙头痛昏冒，先服四物，后服秦艽丸。

芎苏饮

川芎　苏叶　枳壳　前胡　葛根　木香　桔梗　甘草　陈皮　半夏

姜三片，水煎服。

秦艽丸

川芎　当归　秦艽　荆芥

共为末，醋糊丸，每服四钱。

产后胞损

产后胞损，血水淋漓，茅根汤；败血不止，淋漓不休，乌金散；血不止，久而四肢乏力沉困，牡蛎散；或产时稳婆误损其尿胞，以致日夜淋漓者，参术膏主之。

茅根汤

茅根二钱　瞿麦钱半　葵子二钱　茯苓钱半　人参一钱　蒲黄一钱　桃胶一钱　滑石钱半　半夏三分　石膏一钱　紫贝一个，烧

灯心、姜，水煎服。

乌金散

麒麟竭一两　百草霜一两　元胡一两　当归一两　男发灰一两　鲤鱼鳞一两　肉桂一两　赤芍一两　松墨醋淬，煅，一两

为末，每服二钱，空心酒下。

牡蛎散

牡蛎粉二钱　川芎一钱　茯苓一钱　熟地一钱　龙骨二钱　续断一钱　当归一钱　艾叶一钱，酒炒　人参一钱　五味十粒　地榆一钱　甘草五分

姜三片、大枣二枚，水煎服。

参术膏

人参一斤　白术一斤

煎成膏子，每用三钱，白汤下。

产后小便不利

产后小水不通，四物汤去生地，加赤苓、木通。又法：用炒盐一撮、麝香少许，拌匀，填产妇脐内，外以葱头十余茎，缚作一束，切片如饼子样，须手指厚；先将盐、麝二物纳脐中，后将葱饼加于其上，用艾炷（与葱饼一样大）灸之，待热气入腹方止，其小便自通矣。

有大小便俱闭而恶露不行者，服行血药，恶露已净，用四物汤、黄芩、山栀、枳壳、木通、赤苓之类。如恶露不行，大便泻而小便闭者，但可服五苓散，加行血药，如赤芍、红花、元胡索等类，不可服胃苓汤。盖苍术、厚朴能止血故也。

产后衄血

产后气消血败，营卫不理散乱，流入诸经，不得还元，故口鼻黑气起，及变鼻衄。因产后虚极，变为此症，则胃绝肺败，多至不救，用犀角地黄汤，或可挽回百一。

犀角　生地　白芍　丹皮

水煎服。

卷之八

海虞吴道源本立　纂辑
王式金声谷　评定
同里
刘文思庭辉　参订
男　朝栋治平　校

产后无乳

娄氏曰：累经产而无乳汁者，亡津液故也，须服滋补之药以动之。若虽有乳汁，而又不甚多者，须服通经之药以动之，仍羹臛[1]引之。盖妇人之乳，资于冲脉，与胃经通故也。大抵妇人素有疾，在冲任经者，乳汁少而其色带黄，所食之子，怯弱多病。

又曰：乳汁不行，有气血盛而壅闭不行者，有气血弱涩而不行者。虚当补之，实当疏之。疏用通草、漏芦、土瓜之类；补用钟乳粉、猪蹄、鲫鱼之属。

云台立效方

元米半合　**莴苣子**半合　**生甘草**五钱

上煎汁一升，去渣，分作三服，乳汁立下。

涌泉散　治妇人乳汁绝少。

瞿麦穗　麦冬　龙骨　山甲炙　**王不留行**

上为细末，每服一钱，热酒调下，后服猪蹄汤；再用油木梳于左右乳上各梳二三十梳，每日三服。

胎前乳汁自出者，谓之乳泣，又名乳注，生子多不育；产后乳汁自出，盖是体虚，宜服补药以止之。亦有乳多急痛而出者，温帛熨之，漏芦散亦可。

① 羹臛（huò 获）：菜羹和肉羹。

漏芦散

漏芦二钱半　**蛇壳**一条　**瓜蒌**十只

为末，酒调服二钱。

产后崩淋带下

产后崩淋及赤白带下者，皆因七情内伤，或下元虚弱。王叔和曰：始病血崩，久则血少亡阳，故白滑之物下流不止，是本经血海先枯，津液消亡干涸，不能交养筋骨。用药之法，须以本部行经药为引为使；用辛甘油腻之物润其枯涸而滋益津液；以大辛热之药禆补阳道，生其血脉；以寒苦之物泻其肺；以人参补之；微苦湿药佐之，以治此症之大法也。

崩中者，由脏腑伤损冲、任二脉，气虚、血虚之故。此二脉为经脉之海，气血之行，外循经络，内荣脏腑，腑因冲、任二脉之气伤虚极，不能约制厥经之血，故忽然而下，谓之崩中暴下[①]。治当大补气血之药，举养脾胃，微加提镇坠下心火之药，宜补心泻火汤，血自止矣。

凡淋带之症，俱是痰积流下，渗入膀胱而成也，治

① 下：底本作“不”，今据文意校勘。

宜升提，以提其气下陷，用二陈加二术；肥人多湿痰，加半夏、南星、炒黄柏、川芎、椿皮、青黛；瘦人多火，加黄柏、椿皮、海石、滑石、蛤粉；赤白兼下，加炒蔓荆子末，酒调下二钱。

产后阴脱

娄全善曰：产后阴脱者，因产时努力太过，以致阴脱，状若脱肛，阴户挺出，逼近肿痛，举重、房劳皆能致此，清水续续，小便淋漓。用硫黄、乌鲗骨各五钱，五味一分为末，敷患处；兼服参、芪、归、草、升麻等补药自愈。

产后玉门肿痛

凡产后阴肿，下脱内出，玉门不闭，用石灰一升，炒极热，汤二升，投灰中；俟温冷澄清，坐水中以浸玉门，斯须平复如故。

产后玉门不敛，此气血不足也，宜补中益气汤，倍加升麻[1]。

产后玉门肿痛，用海螵蛸（去甲），研细末，用鸡子壳调涂，其肿立消[2]。

产后阴户翻出肿痛，用石灰煎汤，先熏后洗[3]。

产后胁痛

产后胁痛，乃顽痰、瘀血也。左痛为痰，右痛为血，宜补中益气汤。顽痰在左，加白芥子；瘀血在右胁，加枳壳、柴胡。

产后阴痒

产后阴痒或肿痛，此湿热也，宜药汤熏洗。

荆芥　白芷　白矾　川椒　杏仁　桔梗　细辛

---

① 产后玉门不敛………倍加升麻：此句原在“产后阴痒”一节，根据文意调整于此。

② 产后玉门肿痛………立消：此句原在“绝产不育”一节，根据文意调整于此。

③ 产后阴户翻出肿痛……先熏后洗：此句原在“妇女杂症”一节，根据文意调整于此。

煎汤熏洗。

亦有产后阴痒，用蛇床子一两、白矾二钱，煎汤频洗，其痒自止[①]。

产后下血成片

产后忽然下血成片，如崩状，此因气血大虚，脾胃又弱，以致气血攻于脾胃，胃气不顺，则成此症。此营卫衰败也，当和血理气，服四物止经汤。

熟地　白芍　当归　川芎　柏叶　茯苓　香附　阿胶　蒲黄　白术　枣仁　陈皮　人参　甘草

产后尿胞坠下

产后偶取重物，致尿胞坠落在外不收，此气弱血冷，移取重物，努力而致伤脏，因而坠下不收。或三四月，或半年一载，不能还原[②]者，宜服收阴散。

人参　白术　甘草　肉桂　枳壳　升麻　吴萸　沉香

---

① 亦有产后阴痒……其痒自止：此句原在“绝产不育”一节，根据文意调整于此。

② 原：底本作“元”，今据文意校勘。

加四物汤。

绝产不育

产妇生育艰难，意欲断产，非细事也。或因生产不顺，每育则钩割；或因不正，或娼、尼等，不愿孕育而欲绝胎者，每以毒药断之。殊不知产育虽断，而其受病更深也。智者鉴诸。

丹溪治一妇人，三十余岁生女，二日后，产户一物如手帕，下有帕尖。因思之，此由胎前劳乏伤气，或肝痿致此，却喜血不甚虚。其时岁暮天寒，恐冷干坏了，急与参、芪一钱，白术五分，当归一钱半，升麻五分，三帖，连服之，即上，得汗遍身乃安。但下面沾席处，干者落一片，盖脂膜也。食进能眠，诊其脉皆涩，左略弦，视其形却实，与白术、白芍各五分，陈皮一钱，姜一片，连三四服，遂安。

又一妇人，产子后阴户中有一物，如合钵状，有两岐，其夫求治。予思之，此子宫也，必气血虚弱而下坠也。遂用升麻、黄芪、大料二服与之。半日后，其夫复来曰：服二帖后，觉一声响，视之，已收阴户讫。但因经宿干着席破一块（如掌心大），粘席，其妻在家哭泣自伤，恐损破不能复生。予思之，此非肠胃，乃糟粕也，何骇之有？肌肉破，尚可复完，若气血充盛，可以生满。遂用四物汤加人参，与百帖。三年后，始复生子。

妇女杂症

产妇乳裂，流脂疼痛，用秋冬绷拆茄子，瓦上煨灰，白蜜调敷。

产后脱发，用申姜二两、蔷薇根一两，煎汤刷之，即不脱矣。

三白丸 治妇人不生子。

白及 白蔹 白茯苓 秦艽 厚朴 当归 吴萸 人参 肉桂 乳香各四钱

为末，蜜丸如桐子大，每服三十丸，空心酒下。

附

一、妇人杂病诸方

眉毛脱落

硫黄一两，研细末，醋调涂眉间，眉毛渐出。

又方：用白芥子三钱，半夏三钱

为末，生姜汁调搽，即出。

女人赤鼻

枇杷叶五钱，去毛　**山栀**五钱　**苦参**五钱　**苍术**五钱，米泔浸

共为末，每服一钱五分，白滚汤下，其赤渐退。

女白癜疯

白附子五钱　**雄黄**五钱

共为末，姜汁调，白芥蒂蘸药擦之，其疯渐退。

女人面上赤疵

常以银扁烘热，日日揩之，久久自化。

女人发鬓堕落

桑皮一两　**柏叶**一两

水煎七八沸，去渣，频洗。

妇女头发黄赤

用生柏叶末一升，猪脂一斤

捣烂，和丸如弹子大。每用以布包一丸，投米泔中化开沐之，其发渐黑。

妇女齿疏

用炉甘石、寒水石等分，研细，每早擦之，忌用牙刷，久久自密。

女人手裂

用白果嚼烂，夜夜涂之，甚妙。

女人时流清涕

用荜茇研末，吹之即止。

妇人面黑粉滓

白石脂二两　**白蔹**十二两　**山奈**一两

共为细末，鸡子清调敷，夜涂旦洗，渣去面白。

女人雀斑

鹰粪五钱　**山奈**五钱　**密陀僧**五钱

为细末，将乳汁调和，夜睡擦之，一月后雀斑尽除。加苏合香四钱更妙，清早洗去。

女人脚拆

用生羊腿骨内水，将鸡羽蘸之润开拆处，久久自合，永不再发。

女人汗斑

硫黄　雄黄　密陀僧　白附子　铅粉　滑石　光粉

各等分为末，先将皂荚煮烂，擦后用药末唾津和涂之。

妇人乳痒，痒不可忍

用铜绿、轻粉为末，菜油调敷，其痒渐止。

女人鼻渊

用藕节、川芎各等分，炒研为末，每服二钱，米饮调下。

女人脑漏不止

用胎发一两，将丝绵包，煅存性，加入冰片、麝香、辛夷，共[1]为末，吹入鼻中，七八次即愈。

手足绷裂洗方

麻黄五钱　**当归**五钱　**苦参**一两　**蛇床子**五钱　**芫荑**一两　**灵仙**八钱　**防风**五钱　**荆芥**五钱　**皂荚**一两　**豨莶**一两

煎汤熏洗。

鸡眼疼痛

雄鸡肝一具，竹片剖露，入百草霜拌匀，湿草纸煨熟食之，鸡眼软而自脱。

① 共：底本作“其”，今据文意校勘。

女人鹅掌疯

芫荑一两　**五倍子**一两

共为末，醋调敷，七日不可下水，听其自脱，二次全愈。

老妇齿败口臭

用川芎含口中，即不臭。

解颐脱臼不止

用生南星为末，姜汁调敷两颊，又一夜即止。

异授雀斑方

用头生鸡子一个，打破顶，去黄留白，加大疋砂一两研细，填入鸡卵内，上用绵纸封固，贮哺鸡肚下哺之，待鸡雏出取。先将肥皂打除面上油，后用前鸡子清涂之，其斑渐去。一月之后，白玉无瑕。此张贵妃常用，乃西王母枕中方也。宝之。

女金丹　治妇人诸病。

金华香附十五两，分作五宗，每宗如法五制。

三两（蓬术、艾叶各一两半，米泔浸）

三两（元胡、川芎各一两半，煎汤浸）

三两（三棱、柴胡各一两半，醋浸）

三两（红花一两半、乌梅三十枚，盐水浸）

三两（当归三两，煎汤浸）

春浸五日，夏浸三日，秋浸七日，冬浸十日，晒干为末，晚米饭为丸，如桐子大，临卧酒下。如腹痛，加槟榔、青皮各一两半。

保产神方

当归 **川芎**各一钱半 **厚朴**七分 **枳壳**三分，炒 **黄芩**八分 **艾叶**八分 **丝子**一钱半，炒 **川贝**一钱 **羌活**五分 **荆芥**八分 **白芍**一钱二分 **甘草**五分

孕妇六七个月即可服，加姜三片，水煎。

女子腋臭

用蚶子壳一对，将蜘蛛一个填入，扎紧，瓦上煅，加雄黄七分、生矾七分、硫黄五分、密陀僧一钱，俱煅存性，研细末；隔夜更衣，次早先将滚水洗，待干，即本人自便调擦，立验。

又方：用青木香二两，醋浸夹于腋下，湿者，研末掺之。

玉容肥皂

白元米一升 **肥皂**四两，去皮 **花粉**八两 **甘松**二两 **胡桃肉**八两 **白丁香**一两 **葛根**三两 **山奈**三两 **橄榄**四十二个，去核 **北细辛**二两 **牙皂**八两 **枣肉**四两

用苍耳子草汁，同元米饭捣和为丸，如弹子大，洗面后擦之。

脱骨汤 女子缠足少痛。

杏仁二钱 **桑皮**四钱 **朴硝**五钱 **乳香**一钱

水煎，置足于汤，熏洗十余次，缠则不痛也。

换肌散 治妇女疮疥久不愈，肌肤粗裂。

土茯苓 **银花** **荆芥** **熟地** **制首乌**

共为末，蜜丸。

大内疮药方

大风子肉二两 **冰片**三分 **麝香**三分 **细辛**二钱 **白芷**二钱 **滑石**五钱 **安息香**五钱 **芸香**三钱 **苏合油**三钱 **川椒**三钱

共为细末，以油核桃肉三两捣和为丸，浴后擦之。

阴吹

仲景曰：阴吹者，胃气泄，阴吹而正喧，此谷气之实气从尿处而泄也，治宜膏发煎[1]。

猪膏八两 **乱发**鸡子大，三枚[2]

上二味和一处煎之，发消药成服之，病从小便出。

交肠

仲景曰：交肠乃大小便易位而出也。此因醉饱房劳，

---

① 仲景曰……治宜膏发煎：据《金匮要略·妇人杂病脉证并治第二十二》为“胃气下泄，阴吹而正喧，此谷气之实也，膏发煎导之”。

② 三枚：底本作“三枝”，今据《金匮要略》校勘。

或大怒气乱，真脏气乖，不循常度，泌别失职之所致也，治宜五苓散，或四物汤加海金沙、木香、槟榔、木通、桃仁之类。

阴疝

张子和曰：妇人脾胃虚寒，气滞不行，攻刺心腹，痛连胸胁，或因瘀血作痛，状如黄瓜，在小腹两旁横骨端纹中。孰谓妇人无疝乎？治宜蟠葱散、桃仁当归汤。

蟠葱散

青皮一两五钱　**钉皮**　**砂仁**各一两　**三棱**　**槟榔**各一两　**干姜**　**肉桂**各五钱　**元胡**七钱五分　**苍术**二钱　**甘草**一两

上为二剂，姜、枣、葱煎，热服。脐下冷痛，加吴萸、茴香。

桃仁当归汤

桃仁二钱　**归尾**　**元胡**各一钱半　**川芎**　**生地**　**赤芍**炒　**吴萸**　**青皮**醋炒，一钱　**丹皮**八分

姜三片，水煎，食前服。

二、补遗

化气丸　治经行腹痛。

香附　**青皮**　**陈皮**　**砂仁**　**木香**　**川芎**　**茴香**

上为末，曲糊丸。

异功散 调理脾胃。

人参 白术 茯苓 甘草 陈皮

水煎服。

三、妇人修饰

粉滓面䵟

炉甘石二两 **白蔹**十二两

为细末，鸡子清夜涂旦洗，能白。

口香辟臭

白蔻仁二钱 **北细辛**二钱

为末，睡时含之。

唐天后泽面法 治妇女粉刺黑斑。

五月五日，收带根益母草紫花者，晒干烧灰，以商陆根捣自然汁，加好醋和搜灰作饼，炭火煅过，收之。半年方可入面擦之，能润肌去滞。

苏颂曰：唐天后炼益母草泽面，五月五日，采益母根苗具者，勿令着土晒干，捣烂，以面水和成丸，如鸡子大；再晒干，仍作一炉，四旁开窍，上下置火，安药中央，大火烧一炊，久即去大火，留小火养之，勿令火绝；经一伏时出之，瓷器中研极细，无声，收用。如澡豆法，日用一方寸，每灰十两，加水飞滑石一两、胭脂一两，研匀用之。一月之后，面如美玉。

太真红玉膏（名女人面脂）

轻粉一两　**杏仁**去皮，一两　**滑石**水飞，一两　**冰片**一分　**麝香**少许

上为细末，蒸过，入冰、麝再研，以鸡子清调匀，洗面后涂之，旬日肤若凝脂。

悦泽面容

冬瓜仁五两，去壳　**桃花**四两　**白杨皮**二两

为末，米饮服方寸匕，日三服。欲白，倍加冬瓜仁；欲红，倍加桃花。服三十日，面白如玉；五十日后，手足皆白。一方用陈皮，去白杨皮，此宫中尝服之剂。

面生痱痦

王瓜根捣汁，浆水和匀，入冰片少许，入夜洗面涂药，百日后，肌肤柔嫩，痱痦全除。

玉容散　治妇女面无光彩，颜色白而不润泽。

香芷五分　**肥皂**一两　**细辛**钱半　**甘松**二钱半　**荆芥**五钱　**木贼**三钱　**白丁香**二钱　**杏仁**三钱　**花粉**五钱　**蕤仁**五钱　**藿香叶**三钱　**天虫**五钱　**山奈**钱半　**陀僧**五钱　**元明粉**三钱　**轻粉**二钱　**硫黄**一钱　**铅粉**一两　**苏合油**五钱，后入　**冰片**一钱

上药共为细末，临睡吐津调匀擦面过夜，次日清早用

煮酒一杯冲热水洗去，再拍玉容粉。

玉容香粉

白果洛一升，去壳打汁　**杏洛**一两，去皮打汁　**上甘石**一两，水飞，研　**滑石**水飞，三两　**元寸**二分　**苏合油**五钱　**冰片**四分　**上铅粉**一两，去铅

上药研极细末，用泉水漂去黄水，后入冰片、麝香、苏合油，加珍珠末五分，再以胭脂水调和收贮。临用加白蜜少许，旬日之后，面白如脂，夫妇不相识也。

女人雀斑

肥皂四两，去核　**甘松**一钱　**山奈**一钱　**细辛**一钱　**白芷**一钱　**丁香**一钱　**鹰粪**五钱

上为末，枣肉为丸，洗面后用药擦之，其雀斑渐除。再以玉容香粉拍之，则白而嫩亮，光彩射人。

久服身香

桂心　**冬瓜仁**　**松树皮**

为末，枣肉为丸，久服遍身香气透鼻。

洗面擦药

樱桃皮　**雀卵**　**紫背浮萍**　**牙皂**　**白梅肉**

研细和匀，日日洗面擦之，肌肤渐嫩。

玉容肥皂

白元米一升　**肥皂**去皮、核，四两　**天花粉**八两　**滑石**

三两　**胡桃肉**八两　**粉葛**三两　**白丁香**一两　**真粉**三两　**橄榄**四十个，去核　**北细辛**二两　**牙皂**八两　**枣肉**四两

苍耳草捣汁，同元米饭和捣为丸（如弹子大），洗面后擦之。

四精膏　治妇人身涩不滑。

人乳　象精　白蜜　藕汁

各等分熬膏，加苏合油调匀，浴后满身涂之。一月之内，遍体嫩滑香润，此宫中日用之方也。

面脂手膏

羊乳三斤　**羊胰子**三副

捣和，每夜洗面涂之，清早洗去。一月之后，手嫩面泽。

面体黧黑

羚羊胫骨一条为末，鸡子清调敷，以米泔水洗之，夜涂旦洗，三日如素。

面粗皮皯

胰子五具　**芜菁子**二两　**杏仁**一两　**花粉**一两

醇酒浸之，夜涂旦洗，每日用之，老者返少，少者嫩白。

令面光泽

母猪蹄一具，煮汁如膏，夜涂旦洗，妇老渐嫩如少。

女人面上瘢痕

白蒺黎一两　**山栀**一两

为末，醋调，夜涂旦洗，疤痕渐脱。

面黑令白

冬瓜一个，用竹刀去皮切片，勿经铁器，酒一升半，煮烂去渣，熬成膏，夜涂旦洗，肌肤渐白。

主要参考文献

[1] 清・吴道源.女科切要（影印本）[M].北京：中国书店，1987.

[2] 清・吴道源.女科切要[M].佘德友，点校.北京：中医古籍出版社，1993.

[3] 唐・王冰.元本黄帝内经素问[M].北京：国家图书馆出版社，2019.

[4] 明・王肯堂.证治准绳[M].倪和宪，点校.北京：人民卫生出版社，2014.

[5] 金・刘河间，张子和，李东垣，等.金元四大医家医学全书[M].太原：山西科学技术出版社，2012.

[6] 金・刘完素.素问病机气宜保命集[M].北京：人民卫生出版社，2005.

[7] 汉・张仲景.白云阁本伤寒杂病论[M].卜俊成，张景祖，校注.北京：学苑出版社，2022.

[8] 汉・张仲景.金匮要略[M].何任，何若平，整理.北京：人民卫生出版社，2005.

[9] 宋・赵佶.圣济总录[M].王振国，杨金萍，主校.北京：中

国中医药出版社，2018.
[10] 王天如.清代常熟医家吴道源[G].常熟市政协文史资料委员会编：常熟文史资料辑存第十七 辑，1990.

校注者简介

卜俊成，男，河南鄢陵人，主任记者，现为中国诗歌学会会员、河南省作家协会会员、河南诗词学会会员、河南省青年新闻工作者协会副秘书长，毕业于河南中医药大学，致力于中医医史文献和中医药文化的研究与传播，著及合著出版有《中原杏林咏》《〈援生四书〉校注》《〈白云阁本伤寒杂病论〉校注》《〈经方实验录（全本）〉校注》《〈妇科辨解备要〉校注》《〈经方例释〉校注》《〈医学指南〉校注》；另担任《地方志医药文献辑校·河南医著诗赋碑记疫病卷》、“中医药非物质文化遗产抢救出版丛书”副主编；有新闻作品获河南新闻奖一等奖3项，二等奖1项，三等奖2项，入选2017年、2020年、2021年《中国出版年鉴》和2020年《中国新闻年鉴》；已在国家级核心期刊等发表学术论文18篇；诗文入选《2018年河南文学作品选·诗歌卷》《2021年河南文学作品选·诗歌卷》等多个选本，散见于《大河诗歌》《大观》《诗龙门》《广东文学》《牡丹》《参花》《快乐阅读》《中州诗词》《诗词月刊》《诗词世界》《诗词家》等近百家报刊。